中医养生精华十讲

刘　珀　编著

中医古籍出版社

图书在版编目（CIP）数据

中医养生精华十讲/刘珀著．－北京：中医古籍出版社，2016.12
ISBN 978－7－5152－1340－8

Ⅰ．①中… Ⅱ．①刘… Ⅲ．①养生（中医）－基本知识 Ⅳ．①R212

中国版本图书馆 CIP 数据核字（2016）第 234382 号

中医养生精华十讲

刘　珀　编著

责任编辑　张磊
封面设计　韩博玥
出版发行　中医古籍出版社
社　　址　北京东直门内南小街 16 号（100700）
印　　刷　三河市华东印刷有限公司
开　　本　710mm×1000mm　1/16
印　　张　14.25
字　　数　170 千字
版　　次　2016 年 12 月第 1 版　2016 年 12 月第 1 次印刷
印　　数　0001~5000 册
书　　号　ISBN 978－7－5152－1340－8
定　　价　30.00 元

内容提要

中医养生之道来源于中医最早的理论著作《黄帝内经》，数千年来《黄帝内经》成为指导中国人民长寿的真经，因此作者把《黄帝内经》养生治病的宝藏当圣典宣传，认为历代医家养生之道、养生著作皆源于此。本书选录了历代十位中医名家践行《黄帝内经》的养生原则，以示后人学习。尤其推崇当代几位大国医如关幼波、路志正、朱良春等前辈的养生经验，颇感亲切。

房事养生是有关人体生命质量及能否健康长寿的关键，这是养生长寿第一要事。本书第三讲"房中养生的探秘"引述历代名家论房事养生，并对当今科学论房事生活做了较详细的介绍，让人们能把"房事养生"放在十分重要的地位。尤其对房事保健知识"七损八益"，根据北京中医药大学医学人文系教授宋书功先生的解读做了通俗的介绍。

食疗养生是祖国中医学十分重视的一门科学养生法，本书第四讲用较长篇幅论述食疗养生对人体的意义、饮食养生的原则和注意事项，等等。作者1994年参加在美国举办的首届世界传统医学大会，在"生命力"大赛中以《食疗十谈》取得了国际奖。此篇文章虽系作者据自己在西北饮食生活习惯总结的经验，但对食疗养生应有一定参考价值，此次将讲座全文附饮食养生之后。该篇还补充了"六腑以通为用"的论述，提醒众人"便秘是百病之源，几乎所有疾病的恶化都和排便不畅有直接联系"。

生命在于运动，第六讲"运动养生"告诫人们生命在于运动，最好的保健秘方不是灵丹妙药而是运动。作者的亲身体验切实证明了生命在于运动的真理，要想健康长寿最好是经常运动。因此作者对运动健康十分关爱，较深入地研究了运动与健康、运动与疲劳、运动与疾病的防治，告诉大家运动可以给人带来健康和幸福。走路可以强身健体，脚底是踏实的，心情是愉快的，感觉是良好的。该篇还介绍了上海中医文献馆庄元明先生在1989年全国中医院长培训班教授的练功十八法。石河子市中医医院已推广25年，每年都比赛，近几年又增加续十八法，加上前后十八法共54节保健操，易于太极拳，难于广播操，每天不到40分钟的锻炼真正能起到防病治病的作用。作者本人二十多年几乎天天练，练出了效果，尝出了甜头。

睡眠养生、情志养生是中医界公认的最重要的养生法，作者按照中医理论做了简短的介绍。夜寐能安的睡眠调养、和谐的七情调控是人的生命基础，人的一生三分之一以上的时间在床上度过，长期失眠严重影响寿命。"百病生于一气也"已是众人皆知的真理，因此从理论和实践上介绍睡眠常识，推广情志养生，将非常有利于人们的身心安康。

愉悦的音乐和练心练体的书画对于人们的健康长寿有十分重要的意义。听一首首动听的音乐，看一幅幅美好的画卷，心情是多么的愉悦，长期愉快的心情保证了健康的生活，希望人们都能从音乐、书画中获得健康的元素，度过幸福的一生。

药物养生是人类共同的经验，中医名方名药养生是祖国医学几千年的光荣传统。作者选录了28种养生名药和18个养生名方，较详细地介绍了这些名药名方的性味、功能、主治，历代医家论述，现代药性研究。并附名药食疗验方，18种名贵药材，还增加了参考资料摘要，浅谈自我之感受。名药名方是应用中医药防病治病的精华所在，当今大小药店大多作为非处方用药，宣传和推广历代医家的宝贵经验便于人们的选择应用，益于身体康复。

作者简介

刘珀，主任医师，自幼随其父新疆名老中医刘纪元副主任医师学习中医药，刻苦钻研中医经典著作，继承和发扬祖国医学光荣传统。他先后在石河子大学附属医学院、北京中医药大学、新疆医科大学中医学院进修学习各一年。从事中医药工作46年来，努力挖掘祖国医学宝库，大胆临床实践，撰写学术论文60余篇，参编7部中医著作，任《世界传统医学大系》《中国方剂精华辞典》副主编，《金匮要略校注大诠》《古今名人长寿要妙》《中国临床医学理论与实践》《中国中医药年鉴》（学术卷）编委，并主编了刘纪元老中医临床经验集《临床医药解读》。所撰写的文章被选录在《中国食疗文论》等多部著作中。多次参加国内外学术会议进行学术交流和考察。1994年至2016年，18次赴美国参加世界传统医学大会。《轩镇食疗》《肾泰脾康的研究》《肾泰脾康增强免疫力抗疲劳的研究》等多篇论文获得不同国际奖项。其论文在《新疆中医药》《四川中医药》《中华中医药杂志》及香港和美国的医学杂志刊登。20多年来曾随中国中医代表团赴马来西亚、印度尼西亚、印度等国义诊，在阿联酋、南非、美国、泰国、英国和印度等国进行学术交流。

他积极从事中医药科研工作，获得国家知识产权局授予发明专利2项。其中"肾泰脾康片"在多家医院临床应用。该新药的研究于1993年自治区卫生厅立项，2000年国家中医药管理局立项，2003年国家食品药品监督局批准正式进入临床研究，2015年新疆维吾尔自治区中医民族医药管理局再次立项并投资60万进行临床前研究。该药曾在泰国、韩国、法国、日本、美国、中国台湾进行过交流和推广，"肾泰脾康药技"被批准为兵团非物质文化遗产保护项目。他十分重视中医养生，曾担任《健康长寿百岁》一书的策划，2015 年所著的《传承中医养生之道，创新人类健康之路》一文被选入《中国医学创新成就大典》一书，由中国科学教育出版社出版。

刘珀同志历经 30 年艰苦历程，创办并发展了新疆生产建设兵团第一所中医院——新疆石河子市中医医院，为边疆中医事业做出了贡献。他任何时候都以满腔的热忱，精神饱满地参与各种社会活动，实现自己的崇高理想，发挥自己的才能，努力服务于社会。不管在头上有多少桂冠，诸如被评为"世界杰出人士"载入国家方册，他都认为是新的起点。他始终记住一段名言："我问历史的长河，生命的意义在哪里？江河奔流归大海，奔腾不息去开拓。我问人生的哲理，生命的希望在何方？大地苍茫路漫漫，披荆斩棘去拼搏"。他不仅自己努力实践着，也以此教育员工和后代，为祖国的中医药事业奉献一生。

序 一

中医学博大精深，源远流长，奥理甚众，非业精于勤者，不可为也。刘珀院长是可为者也。

我与刘珀院长认识于二十世纪八十年代后期，印象甚佳，以后多次合作，发现他精力旺盛，事业心强，学识渊博，且能跟上时代脉搏。此后他屡创佳绩，真难得人才也。今刘院长大作《中医养生精华十讲》付梓，要我作序，余非养生家，难于下笔，但院长之嘱，当勉为其难，聊赘几句以付之。

刘珀院长先父刘纪元为甘肃、新疆之名老中医，家学渊源，功底极深，子承父教，自有秘旨。且刘纪元老先生高寿而终，其养生之法，定有过人之处。读者可从字里行间得其精要，当获益良多也。

此书从养生圣典《黄帝内经》谈起，后及历代名医养生妙道，诸如仲景、华佗、金元四大家、明清时期以及当代名家如何养生保健、饮食养生、体育保健、精神愉悦等各个方面，加以阐述，既全面而又精当，既广泛而又充实，实为当代养生书籍之佼佼者。其行世后，洛阳纸贵可预期焉。

此书特点之一是谈到了房事养生。当今一般养生书籍，谈论房事养生者甚少，而刘氏此书引经据典，详细叙述了中医学对房事养生的原理、知识和具体做法、注意事项等等的认识，此实为宝中之宝，愿共珍之。

此外，本书行文顺畅，深入浅出，要言不烦，定可获得读者好评！

江苏 八六老翁 张浩良

识于勤拙书屋

2016 年 2 月 22 日

序　二

太平盛世，国富民强，社会繁荣，民族兴旺，追求健康长寿几乎成为人们本能的需要。自进入21世纪以来，养生热浪席卷全球，特别在华夏热土，养生堂、养生会所、养生会客厅等大量涌现，各种养生学著作也充满书肆。在这林林总总的养生学著作中，我要特别推荐的是刘珀主任医师的《中医养生精华十讲》。

《中医养生精华十讲》有如下优点：

1. 重在精华，遴选经典。

中医是我国之国学，历史悠久，源远流长，其理论肇自《黄帝内经》，后世医家、养生家不断发明创造，流传至今的养生学著作浩如烟海，汗牛充栋，初学养生者往往茫茫然不知所从。刘珀从历代经典著作中遴选精华，择其理法方药之切要者辑入本书，全书不过十余万字，读之晓畅，用之便捷。

2. 顾及先天，全面养生。

一般养生学著作多是论述食疗、药疗、运动、气功、睡眠等，然这些皆属后天养生，这是狭义的养生观，它忽略了一个重要内容，那就是先天养生。全面的养生观应该包括先天养生和后天养生两个方面。现在的养生家说："养生当从人之初。"其实真正的养生当自生之先，这就涉及先天养生了，就是要给子代一个健康的优质生命体。因此所谓先天养生就是父母辈的婚姻、性爱、房术等内容。刘珀的《中医养生精华十讲》就是先从房术养生讲起，这就显得很有见地。

3. 简明通俗，易于践行。

刘珀是新疆石河子市中医医院院长，曾攻读于北京中医药大学，出身于中医世家，其父刘纪元是著名老中医，年轻时就深受于右任先生的赏识。家学渊源是刘珀跻身中医事业的基础，他酷爱中医事业，三十余年来，愣是把一个只有五名医药人员的中医门诊部打造成如今近二百名医护人员，科室齐全，集临床、科研、教学于一体的现代化中医医院，为新疆地区的中医事业做出了重大贡献。

　　中国医药学是造福人类的瑰宝，我们要热爱它、学习它、研究它、继承它，使它更加发扬光大，为人类造福。刘珀热爱它，所以他做出了辉煌的业绩。就在刘珀院长来找我给他的书作序的那天，一个美国人叫詹姆斯·麦克尼尔（James·Mcneil）特地从大洋彼岸来找我，他是一个美国白人，但却是中国洗髓功气功大师，是中国道家玄黄小九天功夫的掌门人，他的师傅乔长虹是医巫吕山道人的 23 代传人，这一派是专修洗髓伐毛功法的。我莫名其妙，我一个凡夫俗子，无名之辈，又不懂气功，找我干什么呢？他说："请你帮我们正本清源。《易筋经》《洗髓经》不是印度的，是中国的。达摩禅宗是口耳相传，不留文字的，有歌诀为证：达摩西来一字无，全凭心意用功夫。世间若要人不老，采得大药炼入壶。而《洗髓经》是有文字的，是尊《老子》为教经，由战国秦汉时的黄老始创，东方朔整理成文，吕洞宾加以改造，张三丰传之原籍医巫闾山三清观道士的。"我听了很感动，祖国医药养生学的影响之大，令国人自豪。一个外国人对中国医药养生学如此热爱，如此执着，对我们岂不是一种鞭策和鼓舞！

　　刘珀热爱中医事业，勤于临床，热心科研，写了很多论文和著作，如今又写出养生书《中医养生精华十讲》，我很高兴，说了上面这些话，权以为序。

宋书功

2016 年 4 月 25 日于北京中医药大学家属楼古丹居室

前言 "养生"二字释义

（一）养生即是保养生命，也称养性、保生、道生、摄生、卫生，又称养老、寿世。中国的"养"字，写得非常有意思，有人认为它是指一个人赶着四只羊，在放牧。养，《说文解字》解释为：①抚养、养活；②哺乳、喂奶；③饲育；④培养、栽培；⑤教育、熏陶；⑥调养、调节；⑦积蓄。《说文·食部》："养，供养也，从声，羊声。"引申"养"有爱护和放牧的意思，所以养生首先要爱护自己的生命，然后还要牧养它。所谓的"牧养"就是让生命自由自在的生长，保持一种自由自在的状态。养生二字就是保养生命，达到增进健康、延年益寿的目的。"养生"一词，源出《吕氏春秋·节表》，其曰："知生也者，不以为害，养生之谓也"。"生之"释为"皆生生之具"，指的就是使生命能够长生的工具。

（二）人生与养生，两者相辅相成，紧密相连。要体现人生离不开养生，要说明养生的内容也离不开人生。如果想在有生之年活得更健康，更愉快，人们就要正确对待养生。

人生主要包含两个问题，一个是生命，一个是生活。生，容易，活，容易，生活不容易，有了物质才能生存，有了理想才谈得上生活。记得1998年有位领导到丹麦考察，返回石河子，我询问他有什么感受，他感慨地说："人家那才叫生活，我们现在只是活着。"生活要体现生命的价值，与国家的富裕、社会的稳定是分不开的。旧中国连生存都难以维持，为了生存人们不择手段地活着。现在中国完全变了，人民真正开始过幸福生活。

生命中最宝贵的是健康，只有健康，生命长寿才有意义，才有质量。健康的穷人比患病的国王更幸福，这是真理。健康是事业的前提，生命的基础。

（三）有人把治疗学称为第一医学；养生学称为预防医学，又叫第二医学；病后的护养称为康复医学，又叫第三医学。从广义上讲，预防疾病、治疗疾病、病后康复都是为了保养生命，都是养生。不同阶段的称谓而已。

（四）在祖国医学这个伟大的宝库中，论述中医养生的文章不乏其数，各家学说屡见不鲜。近几年来，由于国家中医发展政策越来越好，全国讲"养生"者五花八门、纷纷扬扬。我们应该继承中医养生之道，创新人类健康之路。我们现在研究和宣讲的是中医的养生，是按照中国几千年来中医传统理论指导的养生，我们传承的是中医养生之道。只有传承中医养生之道，与现在的养生之道结合起来，才能创新人类的健康之路。中医实际上强调要让生命健康有序向前发展，怎么健康有序：那就是养生。

中医认为人的生命中最重要的是精气神，是生命活动的根本，称人生"三宝"，中医有一名方"保元汤"专治三宝，补人三宝——精气神。故"科学调养人体的精气神可谓中医养生"。中医养生之道来源于中医最早的理论著作《黄帝内经》，数千年来已成为指导中国人民长寿的真经，是世世代代炎黄子孙寻求健康养生，治病就医之道的宝藏，被誉为"医学之宗"。时至今日，价值最大，影响最深的养生著作仍非《黄帝内经》莫属。故中医的养生理论根植于中医的基础理论。

我将按照这样的"中医养生"概念来谈古今养生精华。

目　录

第一讲 《黄帝内经》养生圣典

经典之说：

上古之人，其知道者，法于阴阳，和于术数，饮食有节，起居有常，不妄作劳，故能形与神俱，而尽终其天年，度百岁乃去。今时之人不然也，以酒为浆，以妄为常，醉以入房，以欲竭其精，以耗散其真，不知持满，不时御神，务快其心，逆于生乐，起居无节，故半百而衰也。

——《黄帝内经·素问·上古天真论》

第一讲 《黄帝内经》养生圣典

《黄帝内经》是我国中医四大经典之首，它在国学经典中不仅是唯一的一部以古帝圣王命名的书，而且是我国医学宝库现存最早的一部医学典籍。她以生命为中心，叙述了天文、地理、历法、生物、心理等知识，并应用唯物论和辩证观、系统观的思想对人体的解剖、生理、病理及疾病的诊断、治疗、预防做了全面的阐述，建立了中医药学独立的理论基础。历代医家养生之道、养生著作皆源于此。

《黄帝内经》成书时间较长，有关养生的观点散在多篇中，以《上古天真论》《生气通天论》《宝命全形论》《四气调神大论》为代表。

一、《黄帝内经》对生命的认识

（一）阴阳是生命的根本

《素问·阴阳应象大论》指出："阴阳者，天地之道也，万物之纲纪，变化之父母，生杀之本始，神明之府也，治病必求于本。"其意是说，阴阳是宇宙万物存在和变化的根本，阴阳的变化规律是宇宙万物的纲纪，万物产生和消亡的原因。万事万物神妙莫测的变化，是阴阳运动的结果。每一个事物都是由阴阳构成的，其性质是由阴阳来决定的。如每个人的性格都有阳刚的一面，也有阴柔的一面，每一个可以在阴阳之间收放自如的人就是一个阴阳平和的人。阴阳平和之人的生理功能大体上能保持阴阳协调，血脉和畅。阳主

"动"，升散而化气成为天；阴主"静"，凝聚成形而为地。阳能生万物，太过亢盛会使万物焦枯而杀万物。阴能长万物，太过阴柔就会令万物凝固而封藏万物。

《素问·阴阳应象大论》又明确指出："天地者，万物之上下也；阴阳者，血气之男女也；左右者，阴阳之道路也；水火者，阴阳之征兆也；阴阳者，万物之能始也。故曰：阴在内，阳之守也；阳在外，阴之使也。"这个论述不仅运用阴阳学说对人体的生命活动规律进行了概括，而且所论的阴阳依存，阴阳互根的理论，对中医临床辨证论治和中医养生都有重要意义。

（二）阴阳和谐是养生的法则

《素问·生气通天论》曰："生之本，本于阴阳。阴平阳秘，精神乃治，阴阳离绝，精气乃绝。"人体的九窍、五脏、四肢、百骸与天气相通，"阳气者，若天与日，失其所则折寿而不彰"。人的阳气就像天与太阳一样，人体没有了阳气，就像天上没有了太阳，生命力就会折损或者减弱。人的阴精像大地一样，是生命的物质基础，只有阳气没有阴精，就像只有阳光没有湿润的土壤，种子是不会发芽开花结果，所以天地阴阳是生命的根本。阴阳是天地自然的规律，自然界的千变万化，万紫千红的生命和各种事物，其产生、发展、变化、衰老之根源就是阴阳。《素问·宝命全形论》说："人生有形，不离阴阳。"我们治病的根本就是从阴阳入手。我认为，我们当医生的每天主要解决的都是患者的阴阳平衡问题。生命健康的关键在于阳气要致密于外，才能发挥固守阴精不致妄耗的作用。阴阳如果不和，就像有春没秋，有冬没夏。人体阴阳和谐运转，才是养生的最好法则。

（三）生病起于过用

疾病是怎样发生的？《素问·经脉别论》曰："故春秋冬夏，

四时阴阳，生病起于过用。"人体要依靠天地之气提供的物质条件而获得生存，同时要适应四时阴阳的变化规律，才能健康地发育成长。明代名医张景岳说："春应肝而养生，夏应心而养长，长夏应脾而养化，秋应肺而养收，冬应肾而养藏。"人的脏腑、经脉、气血阴阳在适应春夏秋冬的气候变化，以及自然相应的生长化收藏、四时昼夜、喜怒哀乐、饮食倦怠等自然与人事变化时，有一个能自动调节的范围，此调节范围是有限的，但潜能极强，冷一下，热一下，贪黑、熬夜，在潜能范围内无所谓，如果超出人体调节和承受的范围，脏腑功能就会失常而生病，即生病起于过用。这个思想有着很深的人文内涵，中医病因学中的"七情""六淫"都证明正常情况下是人体必须，过之则为发病的原因。

中医诊脉断病在《黄帝内经》中归纳为三条：辨阴阳第一；阴阳互比；懂得升降出入。大自然云雨的变化，实际上是阴阳二气之间要相互交泰，相互吸纳，天阳在上，但要下交于地；地阴在下，但要上交于天，这样阴阳才能和谐。如阳升而无制约，阴降而无控制，阴阳不能相互依存，相互吸纳、交泰，就会阴阳离绝。阴阳离绝人就会死亡，大自然的阴阳离绝就是毁灭。四时阴阳如果相互不受控制，过用就会生病，为医者察色、按脉、立方用药都要先辨别阴阳，明确是否过用，在阴阳互比的基础上才会有正确的结论。

（四）不治已病治未病

《素问·四气调神大论》提出防病治病的具体指导思想，那就是"圣人不治已病治未病，不治已乱治未乱"，认为"病已成而后药之，乱已成而后治之，譬犹渴而穿井，斗而铸锥，不亦晚乎？"如果病已形成了再去治疗，天下已经大乱了再想办法去治理，就像口渴了再去打井，兵临城下再去打造兵器一样，那不就晚了吗？所以圣人都是在疾病还没有发生的时候就开始养生和预防，这就是治未病"防患于未然"。《内经》的养生学说突出了"不治已病治未病"的预防思想，并以"渴而穿井，斗而铸锥"为比喻，来阐明治未病的重要意义。《内经》中强调四时生长收藏的规律，认为春气之应，养生之道；夏气之应，养长之道；秋气之应，养收之道；冬气之应，养藏之道，告诫我们必须随四时之气变化来调养精神意志，才能防止疾病的发生，保持身体健康。"治未病"已成为中国的卫生方针，中医院也成立了亚健康科，"治未病"成了中医的行医职责和义务，全国二甲以上中医院都把"治未病"当成主要工作之一。全国的医疗行业都深刻认识到未病先防，轻病防重，重病防恶化的重要意义，这也是中医特色的一部分。作为医务人员，我们不仅要提高对"治未病"战略的认识，而且要广泛宣传防病治病。

二、《黄帝内经》养生圣典原文及注释

《黄帝内经·素问·上古天真论》提出了养生的总原则，指出如何养生才能长寿，同时指出不健康的生活方式导致衰老。岐伯说："上古之人，其知道者，法于阴阳，和于术数，饮食有节，起居有常，不妄作劳，故能形与神俱，而尽终其天年，度百岁乃去。今时之人不然也，以酒为浆，以妄为常，醉以入房，以欲竭其精，以耗散其真，不知持满，不时御神，务快其心，逆于生乐，起居无节，故半百而衰也。

夫上古圣人之教下也，皆谓之虚邪贼风，避之有时，恬淡虚无，真气存之，精神内守，病安从来。是以志闲而少欲，心安而不惧，形劳而不倦，气从以顺，各从其欲，皆得所愿。故美其食，任其服，乐其俗，高下不相慕，其民故曰'朴'。是以嗜欲不能劳其目，淫邪不能惑其心，愚智贤不肖，不惧于物，故合于道。所以能年皆度百岁而动作不衰者，以其德全不危也。"

这就是《黄帝内经》养生的总法则，这个法于阴阳的总则就是

古今养生的真理，是后人养生的圣典。为使人们掌握其内涵，我将医药经文解释如下：

（1）法于阴阳：法，效法，取法。于，语助词，意为效法自然与寒暑往来的阴阳变化规律。

（2）和于术数：和，调和，此处有适当运用之意。术数，张介宾注为"修身养性之法"，即导引、按摩、吐纳等调摄精神，锻炼身体的一些方法。

（3）不妄作劳：妄，乱也，此处有违背常规之意。作劳即劳作，包括劳力、劳心、房劳等方面。不妄作劳，即不要违背常规的劳动。

（4）形与神俱：形，指形体；神，指精神。俱，皆也，有共存、协调之意。姚止庵注："形者神所依，神者形所根，神形相离，行尸而已。故唯知道者，为能形与神俱。"

（5）百岁：古人认为人的自然寿命为120岁，百岁是约数。

（6）以酒为浆：浆，泛指相似于现代饮料。以酒为浆，即把酒当作一般的饮料来饮，是形容嗜酒无度，此泛指饮食无节。

（7）以妄为常：把反常的生活方式当作正常的生活方式。

（8）醉以入房：意为酒醉后肆行房事。

（9）以欲竭其精，以耗散其真：以，因也。耗，音好，同义"以欲竭其精，以耗散其真"。

（10）不知持满：不懂得保持精气充满。

（11）不时御神：时，善也。御，用也。不善于调养精神。

（12）务快其心，逆于生乐：意为贪图一时的欢快而违背了养生的乐趣。

（13）上古圣人之教下也，皆谓之：意为对于上古圣人的教诲，人们都遵照执行。圣人，此指对养生之道有高度修养的人。

（14）虚邪贼风：王冰注，"邪乘虚入，是谓虚邪；窃害中和，谓之贼风"。高士宗曰："凡四时不正之气，皆谓之虚邪贼风。"

（15）恬淡虚无：恬淡，安静的意思。虚无，心无杂念。恬淡虚无是说思想静闲，没有杂念。

（16）真气从之：真气此指正气。从，顺从，有调和之意。

（17）精神内守：内守，即守持于内，是言精力充沛而不妄耗。

（18）志闲而少欲：即思想静闲而少贪欲。

（19）心安而不惧：心静安定而无恐惧之感。

（20）气从以顺：气，即真气。以，而也。意为真气调顺。

（21）各从其欲，皆得所愿：都能顺其所欲，达其所愿。

（22）美其食，任其服，乐其俗：意为随便吃什么食物都觉得味道甘美，无论穿什么衣服都感到舒适，不管什么样的风俗习惯，生活都觉得快乐。

（23）高下不相慕：高，地位尊贵；下，地位卑贱。意为无论什么地位的人都安于自身的社会地位。

（24）朴：厚朴，淳朴之意。

（25）嗜欲不能劳其目：嗜好、贪欲不能烦劳他的视觉。

（26）淫邪不能惑其心：淫乱之事不能惑乱他的心神。

（27）不惧于物：不为外物所惊扰。

（28）德全不危：德，养生有得于心谓之"德"。全面实行养生之道，即"德全"。不危，不至于受衰老之危害。

三、如何法于阴阳

（一）饮食有节，起居有常，不妄作劳

上古懂得养生之道的人，效法天地阴阳协调之道，顺应时令节气等自然规律的变化，饮食有节度，起居有常规，不妄加运动或者强力劳作而伤害筋骨，故能形神俱备，走完人生自然的寿命期，活

过百岁。现在的人可不是这样，把酒当作汤水一样滥饮无度，把反常过分的行为当作正常生活习惯，起居作息毫无规律，醉酒行房，恣情纵欲，使人的阴精枯竭。沉迷于不良嗜好，使人的真气耗散，不知道谨慎地让生命真气充满，而妄耗精神，追求心身的一时畅快，这就违背了人生真正的生乐之道，所以五十岁就衰老了。

（二）顺应四时而适寒暑，和喜怒而安居处

《素问·宝命全形论》言："人以天地之气生，四时之法成。"认为人存在于自然界中，是自然界的一部分，并受自然环境的影响和制约。《灵枢·岁露论》曰："人与天地相参也，与日月相应也"，指出人应该根据自然四时的变化，与天地之阴阳保持协调平衡，能动地调整机体，以适应自然环境的变化，达到人体内外环境的和谐统一，即要顺四时，适环境，调阴阳，以增强适应自然气候变化的能力，同时要用自然界四时阴阳来调整充实人体之阴阳，使之恢复阴阳的动态平衡，从而使生长壮老死的全过程和谐圆满。同时要注意调节情绪，没有过分喜怒波动，要安心于平淡的日常生活，性格上努力做到平和，既不刚愎自用，也不优柔寡断，刚柔自如，没有偏颇固执。如有一种人，别人笑他能伤心几天，别人哭他能高兴几月，别人比他强，他就嫉妒、生气、憎恨，甚至咬牙切齿。能克服这些错误，就会五脏神安，六腑气调，经脉通畅，致病的邪气就无从侵入，自然就健康长寿了。

有些人因一些小事生气，生气对一个人来说是十分有害的。"百病生于一气也"，应作为每一个人养生名言，有人说：发自己的财，让别人嫉妒吧；走自己的路，让别人说去吧；唱自己的歌，让别人呕吐去吧。何必要生气呢？有人说上帝是万能的，上帝说人是万能的，人不仅能造原子弹还能造谣，不仅能生孩子，还能生气。生气和造谣都能使人得病，使社会不安定。

（三）虚邪贼风，避之有时

违反四时节令的常规变化的天气时，"虚邪贼风"就会乘人体虚弱之时，不知不觉地侵入人体，危害健康。所以一切与时令节气相反的气候或环境变化都要适时规避，减少外在致病因素的侵害。另一方面心绪保持清净、纯洁、安闲而没有世俗杂念，如此真气就会顺畅，精神也会守持体内。"正气存内，邪气不可干"。"邪之所凑，其气必虚"。这样人体的正气就充盈，哪会轻易得病呢？

（四）美其食，任其服，乐其俗

养生的第一步是要心志安闲，避免虚妄的贪念，享受已经拥有的现实生活。心志不安闲的人胡思乱想，如有人想要给长城贴瓷砖，想给赤道镶金边，想给太平洋安栏杆，想给珠穆朗玛峰安电梯，太不现实。有人一辈子就是一愿发财，二愿再发财，三愿还发财，结果永远发不了财，还损命。《素问·上古天真论》说得好，"美其食，任其服，乐其俗高下不相慕，其民故曰朴"。这就是说，不管什么样的食物都觉得味道甘美，不管什么样的衣服都觉得合适满意，以喜爱和遵守自己的风俗习惯感到快乐，社会地位高的人不歧视社会地位低的人，地位低的人也不嫉妒地位高的人，这样的人民就叫"朴民"。"朴民"能禁得住各种诱惑，任何过分的贪念欲望都不会引起他们的瞩目，任何淫乱邪僻的事情都不能迷惑他们的心志，无论是愚昧的人还是聪明的人，不管是有才有德的人还是才德并不出众的人，都不会因外界事物的变化而动心或焦虑，这样才符合养生之道。上古的人之所以能活过百岁而动作却不显衰老，就是他们这种厚朴的德行没有受到玷污而保持了纯真本色的缘故。

（五）形与神俱

心主神志，心神足则神机自在，心神灭则机体灭。因此养生务要养心，贵在养心。《内经》所倡导的"恬淡虚无，真气从之"

"乐其俗""精神内守，病安从来"，都强调养神、养心的重要性。如何养心神呢？养心神重在"静定"二字，静定则安。道家讲静心，就是要使心灵安定宁静。生活中常说要定下心来，才能干好一件事。心定则气和，气和则血顺，血顺则精足而神旺，精足神旺，人体的免疫系统才能正常工作，才能对疾病有抵抗力。心不定，心神不安，如恼怒、忧、思、悲、恐、惊种种情绪均能导致气血逆乱或气机郁结，引发种种疾病。因此养病需要静养。恬淡虚无，减少欲望，尤其禁贪欲，找到适合自己颐养的方法，或阅读，或听音乐，或练习书法，或舞蹈，或收藏，这些都能使人精神安定。养心也要注意与自然相适应，所谓日有晨昏醒定，月有晦朔望明，春夏秋冬无不遵守生、长、化、收、藏之理。一说养心重在子午两时，务要精神安定。养身在动，养心在静，立德之本莫高乎正心。

四、"春夏养阳，秋冬养阴"原则的运用

《素问·四气调神大论》曰："夫四时阴阳者，万物之根本也。所以圣人春夏养阳，秋冬养阴，以从其根本，故与万物沉浮于生长之门。逆其根，则伐其本，坏其真矣。故阴阳四时者，万物之终始也，死生之本也。逆之则灾害生，从之则苛疾不起，是谓得道。道者，圣人行之，愚者佩之。从阴阳则生，逆之则死，从之则治，逆之则乱，反顺为逆是谓内格。"

此段经文强调四时阴阳之气，生长收藏，化育万物，故为万物之根本。春夏养阳，即养生、养长；秋冬养阴，即养收、养藏，这样才能够顺从四时阴阳变化这个万物的根本，所以圣人能同自然界其他生物一样在生命的道路上运动不息。如果逆四时阴阳变化这个根本，就会伤伐生命的本源，败坏人体的真气。同时强调人们不能违背四时阴阳的规律，顺从则身体健康而不病，逆之则患病，反顺为逆则人体内的脏腑气血活动与自然界的阴阳变化就会产生不

协调。

"夫四时阴阳者，万物之根本也"，是《素问·四气调神大论》的中心思想，它既是《内经》"天人相应"整体观的理论基础，又是中医养生学说得以建立的理论支柱。它告诫人们所谓养生就是遵循自然规律和生命规律，采取众多的科学方法养护生命的过程。阴阳原本就是大自然的规律，也是生命的规律。

"春夏养阳，秋冬养阴，以从其根。"春夏顺其生长之气即养阳，秋冬顺其收藏之气即养阴。北京中医药大学郝万山教授讲："春季阳气展放，夏季阳气上升，这是阳气的阳性运动。人体也要顺应自然界阳气的阳性运动特征，来使自己的阳气在春季能够很好展放，在夏季能够很好地上升，这就叫春夏养阳。"秋季阳气内收，冬季阳气下降，这是阳气的阴性运动。人体也要顺应自然界阳气的阴性运动特征，使自己的阳气在秋季能很好地内收，在冬季能很好地潜降，这就叫"秋冬养阴"。

《黄帝内经》成书后，历代医家继承了"春夏养阳，秋冬养阴"这一原则，并在实践中不断创新，扩大了这一养生原则的应用范围。近十几年来，全国各地中医院广泛地把"春夏养阳，秋冬养阴"用于"治未病"之中，"冬病夏治，穴位贴敷"就是根据"春夏养阳"这一原则，结合天灸疗法，在人体穴位上进行药物敷贴以鼓舞正气，增强抗病能力，从而达到防治疾病的目的。近年来许多中医院恢复开展的"冬季进补膏方"就是根据"秋冬养阴"这一原则，应用膏滋方在冬季补虚扶弱，抗衰延年，纠正"亚健康"，防病治病。为了更好地继承和发扬中医"春夏养阳"和"秋冬养阴"，作者将石河子市中医医院开展的"三伏贴"和"冬季膏方"的理论与实践分述于后，以供参考。

（一）冬病夏治，穴位贴敷的推广应用

遵照国家中医药管理局对于天灸项目的推广要求，从 2008 年起开展"冬病夏治，穴位贴敷"疗法，即"三伏贴"。从初期的300人到2010年后逐年增加，每年超过5000人次，而且越贴人越多，贴敷防治疾病的范围也逐年扩大，广大亚健康人群从实践中尝到了甜头，使我国传统中医药疗法中的这一特色疗法不断发扬光大。

1. 冬病夏治的概念

冬病夏治是中国传统医学的一个重要特色，是"春夏养阳"原则的临床应用，就是利用夏季气温高，机体阳气充沛的有利时机，调整人体的阴阳平衡，使一些宿疾得以康复。"冬病"指某些始发于冬季，或者在冬季容易加重的病变，如支气管炎、支气管哮喘、肺气肿、肺心病、老年畏寒肢冷等脾胃阳虚证。"夏治"指夏季这些疾病病情有所缓解，趁其发作缓解季节辨证论治，适当内服、外用一些方药，以预防冬季旧病复发，或减轻其症状。为什么这类好发于冬季的寒邪类疾病适合在夏季治疗呢？因为人体的阳气"生于春，长于夏，收于秋，藏于冬"，冬季阴气上升到达顶点，机体容易遭受寒邪侵犯，往往阳气不足，而且寒邪积久不散更伤阳气，就会导致内寒。患者体质在冬季也处于低潮，接受外界治疗能力处于"不佳时期"，见效缓慢。而春夏，尤其是三伏天，由于气温升高，人体内阳气上升，经络通达，气血充沛。利用这一有利时机治疗某些寒性疾病，能最大限度地祛风驱寒，祛除体内沉疴，调整人体阴阳平衡，预防旧病复发或减轻其症状，并为秋冬储备阳气，令人体阳气充足，至冬季时则不易被严寒所伤。

2. 冬病夏治的范围

"冬病夏治，穴位贴敷"主要用于治疗呼吸系统疾病，如支气管哮喘、慢性支气管炎、喘息性支气管炎、肺气肿、肺心病、过敏性鼻炎、各种慢性咳嗽，气虚及慢性感冒者。一般连续治疗三年，对于预防复发有良好的效果。正常人经过贴敷后可以显著提高机体免疫力，增强抗病能力。

入伏时间为夏至后第三个庚日。如果中伏结束于立秋之前，会增加 10 天，即 20 天。如果错过了初伏，可以在第二天进行补贴，但往后几次最好不要错过。

3. 石河子市中医医院"三伏贴"的规范方案

项目名："冬病夏治，灸药并施，防治慢性咳喘症"——三伏天发泡灸

冬病：好发于秋冬季节或在秋冬季节症状加重的疾病。

（1）范围：中医的咳嗽、喘、哮；现代医学的慢性支气管炎、喘息性支气管炎、支气管哮喘、肺气肿。

（2）病位：中医所言之肺、肾，表在肺，本在肾。肺肾之生理功能异常成病理表现。

（3）病因：素体阳虚，寒邪自内而生，痰湿内停；秋冬季节寒邪自外入侵。

（4）病机：内外寒邪侵袭犯肺，肺失宣降，上逆而咳喘；久病伤肾，肾之纳气功能失常，肺气上逆而咳喘。

（5）病症：咳嗽、气喘为主，胸闷多痰，时发时止，重者面目浮肿，喘息，舌质淡，苔白滑白腻，脉右尺沉迟无力，右寸脉浮紧，或沉弱，或沉滑。

（6）治则：因属阴寒类，寒者热之，故其治疗原则为宣肺、止咳、化痰、平喘。

夏治：利用夏季天气炎热，阳气充沛的有利时机进行辨证论治，综合治疗预防阴寒类疾病。

（1）夏治依据：《黄帝内经》"天人合一""春夏养阳，秋冬养阴"的理论。

（2）时间：阳气最旺盛的三伏天，于此时补阳气。

（3）经穴：督脉经穴、大椎、陶道；足太阴膀胱经的肺俞、膈

俞；阿是、定喘穴。

（4）方法：发泡灸（温热持续 6~7 天）。

（5）药物：大部分温热药。

①外贴药：甘遂 12g、细辛 12g、白芥子 12g、玄胡 12g，共为细末，用生姜汁调成糊状。

甘遂：苦、甘、寒，有毒，归肺、肾、大肠经。有泻水逐饮，消肿散结之功。

细辛：辛、温，归肺、肾经。有祛风、散寒、止痛、温肺化饮、宣通鼻窍之功。

白芥子：辛、温，归肺经。温肺祛痰，利气散结，通络止痛。

玄胡：辛、苦、温，归心、肝、脾经。活血，行气，止痛。

生姜：辛、微温。归肺、脾经。发汗解表，温中止呕，温肺止咳。

②内服药：太子参、黄芪、白术、大黄，补血益气。

熟地、山药、紫河车、杜仲、淫羊藿、补骨脂，温肾补阳。

紫苏子、葶苈子、款冬花、浙贝母，宣肺、止咳、化痰。

焦三仙、鸡内金、大枣，补益脾胃，消食化积。

地龙、蝉衣：现代研究认为可以抗过敏。

治疗方案

（1）外贴：肺俞双侧、心俞双侧、膈俞双侧、定咳穴双侧、膻中穴（任脉）。

（2）灸治方法：头伏 7 月 19 日任选六穴贴敷 2~6 小时。

中伏 7 月 29 日任选六穴（也可轮流）。

末伏 8 月 8 日亦选六穴。

（3）耳穴贴敷法：中药王不留行，苦、辛。归肝、胃经，活血通经下乳。可选肺、交感、气管、肾上腺、平喘穴。操作方法：头伏一侧，中伏对侧，末伏又换。

（4）药物的服法：辨证论治，灵活加减，常规煎服。

①成年人：止咳散、三子养亲汤加减。

太子参 15g　　生黄芪 15g　　紫苏子 12g　　白芥子 12g　　莱菔子 15g　　葶苈子 15g　　大枣 10g　　浙贝母 12g　　紫菀 12g　　款冬花 12g　　何首乌 15g　　淫羊藿 10g　　五味子 15g　　焦三仙 15g　　鸡内金 10g　　地龙 12g　　蝉衣 12g

该方可补气养血，宣肺止咳平喘，温肾纳气，健脾益气。一日一剂，亦可两日一剂。

②儿童方：

肺脾气虚为主：玉屏散加减。

生黄芪 10g　　炒白术 5g　　防风 3g　　地龙 5g　　五味子 5g　　补骨脂 5g　　紫河车 3g　　桂枝 3g　　焦三仙 5g　　鸡内金 3g

肺肾阴虚：都气丸加减。

熟地 10g　　山药 10g　　山萸肉 5g　　枸杞子 10g　　紫河车 3g　　泽泻 5g　　五味子 10g　　地龙 5g　　丹参 5g　　麦门冬 5g　　焦三仙 5g　　鸡内金 5g

（二）"冬季进补"膏滋方的推广应用

近几年来，国家在推进"治未病"的战略中，《黄帝内经》"春夏养阳，秋冬养阴"的养生原则不断深入人心。继广泛实施"三伏贴"的同时，冬季服用膏滋之风日益盛行，并由江浙最早使用膏方冬季进补推向全国，膏滋市场出现前所未有的繁荣，成为治未病的抓手。笔者将自己参加膏方学术交流会的感受和临床使用膏方的体会讲述于后，供同道参考。

1. 膏方理论的产生与发展

膏滋是江浙地区在明清时期才逐步兴起的民俗。历史上江浙一带的医生常用膏剂于冬季进补，这种用于冬补的膏剂称作"膏滋"，亦统称膏方。膏方的兴起原不以治病为目的，而是作为养生防病的措施。有人称"冬令进补，来春打虎"，是说冬季服用了"膏滋"，增强了体质，提高了来年的抗病能力，体现了《内经》"治未病"的思想。

江浙民俗服膏，不但强调在冬季，而且讲究从冬至开始，并把冬至开始服用膏方作为一种文化。膏方具有特殊文化内涵的理论依据，系根据中医阴阳学说"冬至一阳生""夏至一阴生"等论述而确定。

江浙流行的膏滋始于明末清初，与江浙一带兴起的命门学说及其流派有关。命门学说认为冬天的阳气以精的形式封藏于正北少阴之位（阴阳图），故有"少阴君火"和"肾间命门"之说。《素问·阴阳离合论》："太阳根起于至阴，结于命门"，王冰注："命门者藏精光照之所，则两目也"。《难经·三十六难》："肾两者，其在左者为肾，右者为命门。命门者，诸神精之所舍，原气之所系也。男子以藏精，女子以系胞。"《难经·三十九难》："命门者，精神之所舍也，男子以藏精，女子以系胞，其气与肾通。"以上理论可以概括为：冬季封藏于少阴之位的阳气精华是来年万物生发的原动力，为强调其对生命的重要性，故称之为"命门"。

江南肾命学派的理论将《黄帝内经》"秋冬养阴""肾藏精""藏于精者不病温"等观念融合到命门学说中作为冬季进补思想的指导，膏方的兴起与此相关。

明代大医家张介宾说："善补阳者，必于阴中求阳，则阳得阴助而生化无穷；善补阴者，必于阳中求阴，则阴得阳升而泉源不竭。""善治精者，能使精中生气；善治气者，能使气中生精。"这一阴阳互根的论述是膏滋组方的重要原则，并作为配置膏药和治未病的指导思想。

现代中医学家秦伯未谓"膏方者，盖煎熬药汁成脂溢而所以营养五脏六腑之枯燥虚弱者，故俗称膏滋方"。

大国医颜德馨曰："膏者，天之芳渥，犹美醴；滋者，地之甘泉，犹琼汁也，人身一阴阳，阴阳合则乾坤定，天地无有造变，神有所归，精有所藏，气有所蕴，病安从来？"

综上所述，膏滋方有其特定的概念：它是以《黄帝内经》所奠定的中医理论为指导，以辨证论治为基础，以防病强身与治疗疾病相结合，内涵丰富，特色鲜明，疗效显著，服用方便的中医制剂。

2. 冬季进补为什么选择膏剂？

《说文·肉部》："膏，肥也"，常借指物之精华，如民脂民膏、黄金之膏、玄玉之膏，又有滋润之意。《广雅·释言》："膏，泽也"；《集韵·号韵》："膏，润也"；《礼记·内则》孔颖达疏"凝者为脂，释者为膏，以膏沃之，使之香美"。膏剂黏稠，在体内吸收慢，停留时间长，比其他剂型能更好地发挥滋养的作用。

《灵枢·五癃津液别》："五谷之津液和合而为膏者，内渗入骨空，补益脑髓，而下流于阴股。"冬令进补以填补元精为主，膏剂就是最适合的剂型。

冬季膏方进补能调畅气血阴阳，以平为期，利用药物的偏性来纠正人体阴阳气血的不平衡，以求"阴平阳秘，精神乃治"，这是中医养生和治病的最基本的主体思想，也是制定膏方的主要原则之一。

3. 膏方的种类

（1）外用药：中医文献早期记载的大多是用于外伤等外用的黑膏和软膏之类。

（2）内服药：成药，由药厂按照药典规定，统一生产的传统成方药膏。如：益母膏、二冬膏、十全大补膏、八珍膏、安胎膏，组方简单，针对性强，便于内服。膏滋药，由各级中医师，现在二甲以上医院大多指定副高职称以上专家或年资高的主治医师辨证论治，精确处方，将中药反复煎制后去渣取汁，浓缩，再根据不同的病情需要加入适量的贵重滋补中药材，配以阿胶、鹿角胶、饴糖或蜂蜜等收而成，一人一方，一人一料，一人一煎，针对个体不同，因人而异。

4. 膏方组合的基本思路

（1）坚持辨证论治：以临床资料为依据，中医理论为指导，治疗原则明确，辨证用药得体。

（2）辨证与辨病相结合，对中西医明确诊断的疾病，根据不同的体质等具体情况，按中医药理论研究确认辨证分型，选择用方。

（3）辨证选用传统滋补之品，贵重中药材如人参、冬虫夏草、紫河车、西红花、全石斛等要针对病情正确使用。一般气血虚弱者多用红参、冬虫夏草，阴虚者用西洋参、铁皮石斛，阳虚者选用高丽参、紫河车、鹿茸等。

（4）选用诸胶类药也需辨证清楚，一般气血虚用阿胶，阴虚者选用龟板胶、鳖甲胶，阳虚者选用鹿角胶。收膏的糖类也应分类，一般脾胃功能差者用饴糖，阳虚、气虚都用红糖，阴虚用蜂蜜等。相关食品选用亦应有针对性，高脂血症、高血压用黑芝麻，便秘用火麻仁、蜂蜜，老年肾虚、腰膝酸软用核桃仁，气虚血少用桂圆肉，等等。

（5）分析体质差异，具体用药：人体体质的减弱是病邪得以侵袭，导致疾病产生的主要原因，而体质与年龄性别不等而异，故选方用药也不同。如老年人脏器衰退，气血运行延缓，膏方中多佐活血行气之品；妇女以肝为先天，易于肝气瘀滞，故宜辅以疏肝理气之药；小儿纯阳之体，不能过早服用补品，14岁之前以健运脾土为主，14岁以后以六味地黄丸之类。医者一定要从错综复杂的症状中分析其病因病症，正邪之兴衰，病邪之深浅，探求疾病之根源，从而确定方药。

（6）膏方一般都由30味左右中药饮片组成，相当于汤剂的两倍。以优质的药材饮片为主，尽量不用全草、矿物类。处方总量以常用量每日量计约15天，熬成膏方服用约45天。每味药剂量一般掌握在150g左右，需要加重应用的药剂量400g左右。贵重药品不宜同煎，文火另煎浓汁，于收膏时将汁冲入；或研成细粉末，于收膏时调入膏中。

（7）临床上服用膏方前，先用两周的开路方，开路方应健脾利湿，以通利肠胃，帮助膏方吸收。某些病人提供的症状和医生收集的资料比较复杂，难以确定用药原则，先以试探方开路，服用两周左右后做出调整，为正式开出膏方打下基础。部分人群肠胃功能较好，临床诊断依据确切，处方思路清楚，可以直接开出膏方服用。

第二讲　历代名医养生践行

经典之说：

养生要妙，十大要术：一曰啬神，二曰爱气，三曰养形，四曰导引，五曰言论，六曰饮食，七曰房室，八曰反俗，九曰医药，十曰禁忌。

——唐·孙思邈

惜气存精更养神，少思寡欲勿劳心。食惟半饱无兼味，酒止三分莫过频。每把戏言多取笑，常含乐意莫生嗔。炎凉变诈都休问，任我逍遥过百春。

——明·龚廷贤

第二讲　历代名医养生践行

一、神医华佗与五禽戏

华佗不但医术高明，而且养生有术。据《后汉书》记载，华佗年近百岁时容貌还像壮年人一样。华佗有两个弟子，一个叫吴普，一个叫樊阿，他们二人都曾向华佗请教养生方法，于是华佗就把两种不同的养生方法分别传授给了他们，他们二人都得以高寿。吴普九十多岁时还耳聪目明，牙齿坚固，樊阿一百多岁时头发胡子都还乌黑发亮，精神气力比青壮年还旺盛。可见，华佗养生术的效果是十分显著的。现代养生家多以高龄仍头发乌黑、耳聪目明、牙齿坚固、精神振奋作为长寿的楷模。

华佗传给他的弟子吴普的养生术名叫五禽戏，是一套医疗体育养生方法。

五禽戏究竟是一种什么样的锻炼方法？它健身的道理在什么地方？这一点华佗在向他的弟子吴普传授五禽戏时做了很好的说明。吴普跟随华佗学医多年，屡次向华佗请教健身强体之术，华佗把五禽戏传授给他，并对他说："人体欲得劳动，但不得使极耳。动摇则谷气得消，血脉流通，病不得生。譬如户枢，终不朽也，是以古之仙者为导引之事，熊经鸱顾，引挽腰体，动诸关节，以求难老。我有一术，名曰五禽之戏，一曰虎，二曰鹿，三曰熊，四曰猿，五曰鸟，亦以除疾，兼利蹄足，以当导引，体有不快，起作一禽之戏，怡而汗出，因以著粉，身体轻便而欲食。"说明五禽戏就是模仿五种野生动物虎、鹿、熊、猿、鸟动作的一种健身运动，通过这种运动可以起到流通气血，帮助消化，活动关节，防病治病，强身健体的作用。华佗的这种认识是很高明的。人的生命在于运动，通过运动可以使人体各个组织器官得到充分的血氧供给，也就是祖国医学所说的气血冲和，经络通达，百病不生。这就好像门户的转轴一样，由于经常转动，因而也就不会发生虫蛀而腐朽。

二、医圣张仲景的养生妙道

张机，字仲景，南阳涅阳（今河南南阳）人，享年69岁（公元150～219年），东汉末年杰出的医学家。他奠定了中医辨证论治的基础，被称为"医圣"。一般都认为，张仲景精于医论方书，擅长治病。其实不然，仲景对于自己精究医术的目的，曾说过："上以疗君亲之疾，下以救贫贱之厄，中以保身长全，以养其生。"也就是说，他精究医术的目的，是用来给他人治病和保养自己的生命，使自己的身体永远保持健康。因此，张仲景对于养生防病亦颇有研究，除撰写了一些养生论述之外，在日常生活之中他很注重自身的养生保健，如每日晨起之后，夜卧之前，都要做导引吐纳；每次用餐之后，必漱口与按摩腹部。

（一）内养正气，外慎邪气

张仲景认为，自然界分布着五行（即金、木、土、水、火）之常气，以运化万物。人体秉承着五行运化的正常规律，因此才有五脏生理功能。不仅如此，人们必须依赖自然所提供的物质而生存。所以，人与自然环境存在着不可分割的联系，自然和人的关系好比"水能浮舟，亦能覆舟"，既有有利的方面，也有不利的方面，如不正常的气候，就能伤害人体。那么，如何能够保持五脏元真通畅，而达到健康长寿的目的呢？张仲景认为，首先要善于"养慎"，只有懂得和掌握"养慎"的方法，才能抵御一切致病因素，才能强壮益寿。仲景所谓的"养慎"，其宗旨在于"内养正气，外慎邪气"。

（二）养神畅志，立志修德

精神养生是摄生益寿之大法，其内容十分丰富，方法也是多种多样的。仲景采用的是养神畅志，立志修德的调摄方法。他认为，养神畅志是精神养生之本，为立志修德之基础。调养心神，舒畅情志，可以保持人体心理的平衡，这不但能保证健康，还有助于立志修德，而立志修德又能促进养神畅志，两者既相互依赖，又相互促进，使自己的精神内守，保持一个良好的精神状态，这样人就会健康长寿。

（三）饮食"两五、配四加新鲜"

张仲景对饮食有独特的研究，《金匮要略》一书有大量的记载，归纳起来，即"两五、配四加新鲜"。何谓"两五、配四加新鲜"，就是指饮食中的主食为五谷相兼，粗细搭配；副食中菜肴的性味与烹饪的味道要五味适合；所用饮食要与四季气候特点相结合，饮食原料都要用新鲜的。

饮食与人体的健康是密切相关的，饮食是精、气、神的营养基础，所以对饮食就要求做到合理调配，全面配伍，清洁卫生，目的在于防止病从口入，或因饮食不当而引起疾病。同时，使人能够保证得到充分的营养来源，达到健康长寿。

三、杏林主人董奉的养生轶事

中医有一个雅称，叫作"杏林"。"杏林春秋"就是指医学史话，"杏林高手"就是医技高明的大夫，"杏林学步"就是刚开始学习中医学知识。中医雅称"杏林"是一种约定俗成的说法，来源于三国时的民间医生董奉。董奉是三国时吴国侯官人，字君异，一生不做官，隐居茅山修道。他医术高明，医德高尚，凡来求治者，无论贫富，一视同仁。病愈分文不取，只令病家在其居处栽杏树，重病栽五棵，轻病栽一棵。积年累月，病家所栽杏树郁然成林，约在十万株以上，至今庐山有杏林，是其遗迹。后世医家遂以杏林自喻。

于山中修练气功，最得自然之气熏陶，使天人之气相通，内外之气合一，功力易增，可修至上乘。中医认为人身是一小天地，人身之气与大自然天地之气息息相通。练气功的要诀之一就是采天地自然之气，使天人之气混元合一，以不断增强人的生命之气。

董奉的日常饮食是以干鲜果脯为主。据记载，刺史士燮死而复生，视董奉为再生父母，为其建造楼阁，日备三餐，董奉只食脯枣并饮少量酒而已，不食谷肉等物。由此可知，董奉入山修炼，兼行辟谷之道。所谓辟谷是古代盛行的一种养生方法，断绝正常饮食，只食少量的植物果实，饮少量的水酒。古人认为，这种饮食方式有利于养生，能使体轻力强，精力旺盛，有延年益寿的功效。

四、唐代大名医孙思邈的养生之道

唐代名医孙思邈集毕生之学验，著成《千金要方》《千金翼方》各三十卷。二书内容极为丰富，不啻为中医百科全书。其中论述养生之道的内容占有相当比重。孙思邈总结其养生要妙，归纳为十大要术："一曰啬神，二曰爱气，三曰养形，四曰导引，五曰言论，六曰饮食，七曰房室，八曰反俗，九曰医药，十曰禁忌"。这十个方面的内容实用而有效，故为历代养生家所推崇。

（一）"摒外缘"以养神

人有三宝精气神。神是人身三宝之一，神以精为根，以气为用，是人的生命象征。《内经》说："得神者昌，失神者亡。"就是说神的存在标志着生命的活跃，神的消失意味着生命的完结。孙思邈的所谓"啬神",其意义就在于强调人身"神"的重要性,指出养生的首要方法就是从各个方面珍惜人身之神,即珍惜保存精力,不妄作劳,以求健康长寿而尽天年。

首先,啬神之法也即养性之术。所谓养性,就是要养成有益于健康的生活习性,"夫养性者,欲所习以成性,性自为善"。性善则内外百病不起,灾害无由以生。孙氏所说的"性善",实际上是一个良好的道德修养问题。因此,他针对性地提出,欲养生者,必须做到"于名于利,若存若亡,于非名非利,亦若存若亡"。"身居乱世纷争之中,视功名利禄如粪土,为无为之事,乐恬淡之能,得虚无之守,所谓恬淡虚无,真气从之,精神内守,病安从来。"如此则德全而神聚,神无外散之耗,而能尽长远之用。

啬神之要,又须节制情志,和七情以养神。神者为心所主,表现为精神情志思维活动。

孙思邈把他养生啬神的经验总结成"十二少",其曰:"善摄生者,常少思、少念、少欲、少事、少语、少笑、少愁、少乐、少喜、少怒、少好、少恶行。此十二少者,养性之都契也。"反之则为十二多,多则有伤人之忧。"多思则神殆,多念则志散,多欲则志昏,多事则形劳,多语则气乏,多笑则脏伤,多愁则心摄,多乐则意溢,多喜则忘错昏乱,多怒则百脉不定,多好则专迷不理,多恶则憔悴无权。"以十二多不除,皆能伤神夺志,使营卫失度,气血妄行,危害人生,百病由此而生,故为养生之大忌。

(二)"依时摄养"以保气

气也是人身三宝之一。气和精同为神的物质基础,神是人的生命活动的表现,气是生命活动的动力。气既是人身生命活动的动力,那么,气也就必然会随着生命的进程而不断消耗。因此,人的衰老也就是气的衰弱引起的。养生的目的就是防止衰老,延缓衰老，要达到这个目的，就必须爱气、养气。孙氏强调人们养生必须懂得这个道理，"知之则强，不知则老"。

首先，必须懂得人身精气神是不可分割的。精能化气，气能生精，精气又是神的物质基础，神思的过用必定耗气伤精。所以，爱气和啬神以及后面所说的养形都是紧密联系的，关键在于要把爱气的观念化作行动，贯彻到日常生活中的各个方面，即"兼于百行；百行周备，虽绝药饵，足以遐年"。

其次，行爱气养气之术者须通晓"依时摄养"法。依时摄养是孙思邈根据《内经》的养生学思想，结合自己长期的实践经验提出来的，也是爱气养气的重要内容。

总之，依时摄养是爱气养生的重要方法，其宗旨就是使人的身体适应四季的气候变化。

（三）重养形体以强体

所谓养形，即修身之道。形体属阴，乃精之外现，形即身形，所以载气者也。孙思邈从自身的实践中体会到，养形是养生长寿的重要方面。他说："虽常服饵而不知养性之术，亦难以长生也。"养形的要妙在于"常欲小劳，但莫大疲及强所不能"。这就是说，要注意使身体保持适度的活动，因为"流水不腐，户枢不蠹"，运动能使人气血流通，经脉和调。但一定要注意避免过劳，避免勉强去做力不能及的事，否则就会损伤身体，有害健康。例如"久视伤血，久卧伤气，久立伤骨，久坐伤肉，久行伤筋"，所以应该避免"久行、久立、久卧、久视、久听"。养形即所以治身，治身就好比治国。治理国家必须量力而行，不可耗伤国力。治身也需要节用能力。人的能力不管是生来即有的本能还是后天获得的技能，总是有一定限度的。人既具能力，就不能不用，不用则废而退。但又不能过用，过用则有损健康。

（四）导引调气，却病延年

导引按摩、吐纳调气是孙思邈养生要妙的重要内容。前者属健身体操，以动为主，后者为呼吸体操，以静为主，二者均属气功范畴，名动静气功。孙氏的锻炼方法是动静结合，缺一不可，他强调指出，欲养生者，不但要啬神、爱气、养形，还必须"兼之以导引行气"，久之行之，始能延寿。又说："善摄养者，须知调气方焉，调气方疗万病大患。百日生须眉。"可见导引、按摩、吐纳、调气的养生效果十分显著。孙思邈之所以高寿，与其长年坚持不懈地习练导引吐纳之术是分不开的。

（五）慎言语以防耗气

言语是人类交流思想的工具，是构成一个人日常生活不可缺少的重要部分，也是人运用最多最广的生理功能之一，因此孙思邈把养生贯彻到言语方面是深有道理的。所谓养生须"从四正"，四正者，言行坐立，言为四正之首。俗话说，言为心声，言语是思想的表白，心正才能言正。所以孙思邈强调"言最不得浮思妄想"，要像孔子说得那样"思无邪"，只有心无杂病，言语才能得其"正"。

慎言语的另一个方面就是要注意防止多语伤气。人的说话发声，虽说出于喉，却是元气之运用，故元气充沛的人说话声音洪亮，能长时间诵读而不觉疲劳，而元气不足的人不但说话的语音低微，而且说话的时间也不能持久。可见，言语诵读总是会消耗元气的。

（六）节饮食以保平安

人生在世，惟赖食以养。"含气之类，未有不资食以存生"，所以，饮食的调养就成为养生的重要环节。孙思邈指出："安身之本，必资于食"；"不只食宜者，不足以存生也"；"饮食得其宜，则能益寿，饮食失宜则能致疾"；"食能排邪而安脏腑，悦神爽志以资血

气"；"长年饵老之奇法，极养生之术"，若能"勤而行之"，其效
"有如影响"。

（七）房室有节可保天年

孙思邈认为，性欲要求是人的生理需要，不能绝对禁止，"男
不可无女，女不可无男，无女则意动，意动则神劳，神劳则损寿"。
所以，强行抑制性欲就会违背生理需要，不但于养生无益，反而会
损害健康，致生疾病。"强抑郁闭之，难持易失，使人漏精尿浊，
以致鬼交之病，损一而当百也。"

男女之情乃人伦之常，不可强禁，亦不可太过，惟贵在有节而
已。

节欲保精并非绝欲。男女合欢乃人伦之常，一贵在有节，二贵
在和谐。所谓和谐，即是指性生活的美满和谐，使男女双方都得到
性满足，才能精神愉欢，有益于健康。这也是古老的方中养生术的
内容之一。

（八）反世俗以求长生

所谓反俗，即反世俗而为之。"众人大言而我小语，众人多繁
而我小记，众人悖暴而我不怒，不以不事累意，不临时俗之仪，淡
然无为，神气自满，以此为不死之药，天下莫我知也。"孙思邈以
"反俗"二字概括了他的养生诸法。嵇康讲过"养生有五难"，孙
思邈最为赞同。这五难最能说明反俗对于养生的重要性。"名利不
去为一难"，名利之心，人人有之，追名逐利，忘乎所以，此世俗
之最大者，而养生家要求尽去名利之心；"喜怒不除为二难"；"声
色不制为三难"；"滋味不绝为四难"；"神虑精散为五难"。此处世
之反俗，是谓五难。凡欲养生者，须知此五难，取其五难，反其道
而行之，转难为易矣。能反俗者，可与论说养生，能反俗者，可以
尽其天年。

（九）服食药饵以保健

所谓医药养生方法，是指服食药物而言。孙思邈长年隐居山林，研究药物的养生功效，发现"百药有济命"之功，从实践中发现了很多具有延缓衰老作用且可以长期食用的药物，并将它们组合成方，用特殊的方法配制，成为延年益寿的饵食品。

（十）严守禁忌以防伤损

禁忌是对于有悖于养生之道的性味做出明确规定，使人严格遵守不致违反，这样才能确保养生效果。孙思邈说："善摄生者，常须慎于忌讳，勤于服食，则百年之内，不惧于夭伤也。"

养生禁忌是多方面的。在德行方面，要做到"修善积德"，一切违背德行的行为都在禁忌之列。从日常生活起居来讲，要注意避免贼风邪气的侵袭。在饮食方面，慎饮食已包括了多方面的禁忌。在男女房室方面，"凡新沐、远行、乏疲、饱食、醉酒、大喜、大悲、男女热病未瘥、女子月血、新产者，皆不可合阴阳"。

五、金元名医李东垣的养生法

金元时期的名医李东垣更看重气的作用，认为气是精和神的本源。他说："气乃神之祖，精乃气之子，气者，精神之根蒂也。"这个"气"就是人身的元气，来源于脾胃。元气是生命之本，脾胃是元气之本，脾胃强则元气充，元气充则身体健康，脾胃弱则元气乏，元气乏则生命衰夭。

李东垣一生行医，一不为名，二不为利，完全是为了治病救人。他晚年的时候，有人介绍罗谦甫拜师学医，李东垣问道："你学医是为治病赚钱呢，还是为治病传道呢？"罗谦甫回答道："和您一样是为了治病传道啊。"这样李东垣就收下罗谦甫作为徒弟，悉心传授医技。李东垣在临终前把一生中所著的医书全部交给了罗谦甫。

（一）脾胃内伤，百病由生

李东垣提出"脾胃内伤，百病由生"的理论，根据这一理论，人要保持健康，就要有一个强健的脾胃。他又提出"养生当实元气"，主要是从保护脾胃入手。

保护脾胃首先当从饮食方面调养。饮食要有规律，定时定量，不能饥一顿饱一顿。吃得太多或太少都会损伤脾胃。《内经》讲"饮食自倍，肠胃乃伤"，又说："谷不入半日则饥，一日则气少。"就是从饥饱两方面指出饮食不慎的危害。对于那些太咸及大辛大热之物，如蒜、韭、辛辣、大料、肉桂、干姜等，要尽可能少吃或者不吃，因为这类食物容易上火，不仅耗伤人的真阴，而且会耗伤元气，使脾胃受损。还要忌食寒凉食物及凉水，以免伤损胃气。当然，对于一种食物是否忌食，不能一概而论，主要看脾胃能否适应，如果一种食物吃后感觉舒适，那么就不必禁忌。如果一种食物吃后感觉不适，即使这种食物本来对胃没什么坏处，也应当忌食，这主要是各人的耐受性有差异的缘故。

李东垣认为人的精神情志活动的异常会造成脾胃功能的失调而导致疾病。人的精神情志活动的主宰在心，所谓"心者，君主之官，神明出焉"。凡是过度的精神刺激或情志活动，如怒忿、悲哀、忧愁、思虑、恐惧等，都能损伤人的元气，造成脾胃功能失调。东垣安养心神养生法的关键就在于保持良好的精神状态，其重要性不在饮食摄养之下。

（二）节劳、省言、养气

节劳，即注意劳逸结合。李东垣提出"不妄作劳以养形"，他认为过度的劳作会耗伤元气，损害健康，因此要避免过劳。

李东垣的养生方法中，还有一种比较特殊但简而易行的方法，叫作"省言"，就是少说废话。李东垣根据他自身的体验，认为多语能伤气，少言能养气。为了身体力行，李东垣撰写《省言箴》一篇作为座右铭，既以励己，又以示人。《箴》曰：

"气乃神之祖，精乃气之子，气者，精神之根蒂也，大矣哉！积气以成精，积精以全神，必清必静，御之以道，可以为天人矣。有道者能之。予何人哉，切宜省言而已矣。"

大意是气为人的根本，也是精和神的基础。养生之道在于养气，积气可以成精，积精可以全神，有道行之人清净虚无，才能做到这一点。我是一个普通人，不能脱离凡尘，只要能做到少说废话，对于保气养生也就足够了。

六、金元名医朱丹溪的养生法

朱丹溪不仅是一个著名的医学家，而且是一个名副其实的养生家，活到87岁高龄。当他七十多岁的时候，依然形体矫健，精力充沛，面色润泽，周围的人莫不又惊讶又羡慕。丹溪医技高明，医德高尚，每治一病，必定告以病后调理及养生之法，听其教诲者每能得尽天年。他母亲年高体弱多病，经其精心调养，得以安然无恙。他的老师身患痼疾，久治无功，经他用特别的养生方法调治，不但痼疾豁然而愈，而且老年得子，度高寿乃去。

丹溪的养生方法很有特点，其特点在于融儒家理学思想的精华于医学道理之中，针对民俗弊端反其道而行之，朴实无华，简单可行，于今日之大众养生仍有可借鉴之处。

（一）阳常有余，阴常不足

丹溪医学思想的基本观点是人体阴常不足而阳常有余。这里的阴主要代表人的物质基础如精血之类，阳主要指各种功能活动。从人体的发育过程来看，人自出生之后，女子到二七（14岁）才能行经，男子到二八（16岁）方能精通，说明作为人体物质基础的阴精成熟较晚，而女子到了七七（49岁）就已经绝经，男子八八（64岁）也就会精绝，生命虽存而阴精已先衰。如此看来，阴精来迟去早，再加上人身相火即情欲之火容易妄动，必然耗伤阴精，所以人的一生当中总是处于阴精不足阳气有余的状态。无论治病还是养生，都要念念不忘保阴二字。由此而奠定了丹溪养生思想的理论基础。

（二）养生应从饮食，色欲着手

丹溪的养生主要从两方面着手，一是饮食，二是色欲。他在《格致余论》中首道《饮食》《色欲》二箴，告诫子侄并诸同道，有此二箴不可不慎。

《饮食箴》全篇用对比的手法描绘了纵口恣食伤身致病和安于淡薄饮食身安体健两种不同的结果，使人豁然开悟，明白了节制饮食以养生康体的道理。

《色欲箴》大意是批评那些终日沉溺房帏之人，贪恋女色，恣情纵欲，甚至借助药物，以求片时欢快，结果残害自身，危及家庭，不仅身心受损，而且是道德上的沦丧。朱丹溪指出，只有远帏幕，收心寡欲，才是这些人自救以保健康的唯一方法。

七、明代医家龚廷贤的"摄养诗"

龚廷贤，字子才，号云林，又号悟真子，江西金溪人。出身世医之家，父龚信曾供职太医院。龚氏承家学，曾任太医院吏目，有"医林状元"之称。著述甚多，有《万病回春》《寿世保元》《种杏仙方》等。吾父刘纪元老先生自十二岁学医药，最早读的就是《寿世保元》，从甘肃镇原到新疆石河子几十年，曾翻阅学习用旧了三本《寿世保元》，现遗留下的一本也是外貌破旧，但他对实践中多次用过的《寿世保元》中有效方剂，都打了记号。因他学习初期常是问病、诊脉、看舌，按照《寿世保元》开方，多次验之有效则证之。我随父学医多年，记得他用过《寿世保元》中的大量验方，如后来我专题研读使用并发表过论文的治疗顽固性头痛的"追风散"，治疗小儿消化不良的"净府汤"，等等，因此几十年来对龚廷贤的《寿世保元》多有了解。

龚廷贤不仅是明代著名的中医学家，也是养生家，同时又是一位才华横溢的诗人，他的"摄养诗"总结了自己的养生经验。

"惜气存精更养神，少思寡欲勿劳心。食惟半饱无兼味，酒止三分莫过频。每把戏言多取笑，常含乐意莫生嗔。炎凉变诈都休问，任我逍遥过百春。"

诗中指出，珍惜元气，保存精液，更需调养精神，少思虑，寡口嗜欲，勿要多劳心。吃饭只需半饱，不必多食兼味。喝酒只需三分量，不要过于频饮。总把"戏言"当作笑料，常含乐意，不胜怨怒，世间炎凉，人间欺诈全都不管他，任我自在悠闲地度过百年岁月。

"惜气存精更养神，少思寡欲勿劳心"，强调把调摄精神作为重要的养生之道，省思少欲，清心寡欲，注重养神，情志舒畅。

"食惟半饱无兼味，酒止三分莫过频"，强调饮食调理与人的健康长寿关系甚大，饮食过量则伤胃，饮酒过多则伤命。

"每把戏言多取笑，常含乐意莫生嗔"，强调要保持情志舒畅，喜笑颜开，愉快生活。

"炎凉变诈都休问，任我逍遥过百春"，强调遇变事不惊不乍，及时排遣，心安神静，泰然处之，如此而已，安度百年。

龚廷贤所著《寿世保元》有许多以诗歌形式论述疾病的诊断。如："伤寒伤风何以判，寒脉紧涩风浮缓。伤寒恶寒风恶风，伤风自汗寒无汗。"这首诗告诉医者如何区别伤寒与伤风的歌诀，简单易懂，病家也可学会。

又如"论五脏见四脉应病诗"：

左寸心部：浮数头疼热梦惊，浮迟腹冷胃虚真，沉数狂言并舌强，沉迟气短力难成。

左关肝部：浮数患风筋即抽，浮迟冷眼泪难收，沉数背疮常怒气，沉迟不睡损双眸。

左尺肾部：浮数劳热小便赤，浮迟阴肿浊来侵，沉数腰疼生赤浊，沉迟白浊耳虚鸣。

右寸肺部：浮数中风喉热闭，浮迟冷气泻难禁，沉数风痰并气喘，沉迟气弱冷涎停。

右关脾部：浮数龈宣并益汗，浮迟胃冷气虚膨，沉数热多并口臭，沉迟腹满胀坚生。

右尺命门部：浮数泄精三焦热，浮迟冷气浊时临，沉数渴来小便数，沉迟虚冷小便频。

这种以最常见易懂的浮沉迟数四脉与肝心脾肺肾五脏相应，分左右寸关尺而论脉证，医者一看心中了了，指下容易辨明，病者认真钻研也能搞清楚，十分有利于人们按照中医理论推究养生理论，防病治病。

八、当代大国医关幼波床上健身操

北京中医院中医大师关幼波（1913～2005）92 岁高龄才从一线退下，许多人都曾打探他的养生"秘诀"，他说："我的体会是精神最重要。坚定信念、随遇而安是健康长寿的关键。"《内经》说："精神内守，病安从来。"关老认为，内守精神首先不要随便过度消耗精神，保持充沛的精力，这是养生中重要的一条。经常夜以继日地工作，或通宵达旦地玩乐，这种生活方式很不好，对身体非常有害。另外，内守精神要有"云水风度""松柏精神"。逆境中不悲观消沉，得意时别大喜自傲。人的一生都会遇到喜、怒、忧、思、悲、恐、惊等各种事情，要学会不为七情所伤，不被名利所累。他常说：七情六欲，名利观念人皆有之，但不能过贪。要学会在逆境中保持心情舒畅，这是养生妙方。早晨醒后，盘腿坐于床上：1. 闭目叩齿 1 百次，并将唾液咽下，可以固齿，促进胃肠消化。2. 双手掌搓热后，分别从两眼内向外搓到两耳部为止，如此反复 30 次，可明目。3. 双手搓热，分别放在鼻梁两侧，沿鼻梁从额头过人中到下颌上下来回搓 30 次，可预防感冒，也可改善感冒时鼻塞症状。4. 闭目，双手捂耳做按摩、放松运动 30 次，可按摩耳膜，防耳聋耳鸣发生。5. 双手搓热，从额沿内眼角向下至口角、向外至耳际、向下至额，反复转圈，揉擦脸部 30 次，可以放松肌肉，促进脸部血液流动，延缓脸部皮肤老化。6. 两手搓热后放于双膝之上，先由外向内揉擦膝盖 30 次，再由内向外揉擦 30 次。接着双手掌放在双大腿上，上下反复摩擦 60 次，可以促进双下肢血液循环，防止膝关节疼痛，解除双腿疲劳。7. 以尾骨为轴，先向左再向右，接着前后晃腰各 30 次，可调理督脉，防止腰椎骨质病变发生。8. 双手搓热，放在两肾府处，上下来回揉擦 30 次，可以益肾，防止腰背疼痛。9. 两手向前伸平，然后弯曲向后振，做扩胸运动 100 次，有利于增强心肺的机能。10. 双手自然抬起前伸，以两臂为轴，内外快速翻转手掌 100 次，有利于大脑的协调性，防止老年手抖发生。

九、当代大国医路志正：3 杯茶保健康

路志正（1912 ~   ）是中国中医科学院主任医师。他说，喝茶要根据一天的时间不同和人的工作、身体状态决定，上午应该喝绿茶，午后应喝乌龙茶，晚上应该喝普洱（熟普洱）茶。路老认为喝茶是一门非常实用的养生，他每天必喝的 3 杯茶，实际蕴含了调理脾胃的养生理念。"一天之计在于晨"，昼夜节律的阴阳变化表现为白天阳强阴弱，阳气趋于表，气机上升，早晨和上午是人体机能最

旺盛的时期。绿茶，又称不发酵茶。绿茶清香，令人心旷神怡。绿茶的特性在于较多地保留了鲜叶内的天然物质，其中茶多酚、咖啡因保留鲜叶的 85% 以上，叶绿素保留 50% 左右，维生素损失也较少，属于茶中之阳，因此具有帮助脾胃消化，将水谷精微物质输送到周身的作用。中医认为心主血，血舍神，说明人的精神是物质的，得益于血的滋养，血的生成又源于脾胃化生的精微物质，所以脾胃消化好了，人的精气神就充沛。绿茶助消化，养心气，饮之自然能保持上午的精力旺盛。正如《素问》所说："五味入口，藏于肠胃，味有所藏，以养五气，气和而生，津液相成，神乃自生"，也就是人们经常说的提神醒脑作用。

午后喝乌龙茶在于健脾消食，保持运化功能。午后阳气渐弱，阴气渐升，脾胃功能较上午有所减弱，如《素问·藏气法时论》提出的"脾病者，日日失慧，日出甚，下晡静"。中国的饮食文化是"早吃饱，午吃好，晚吃少"，如果中午的饮食中有很多油腻食物，势必妨碍脾胃运化功能，进而引发脾胃功能减弱。饮茶去肥腻功效自古受人推崇，《本草拾遗》就已指出，饮茶可以"去人脂，久食令人瘦"。乌龙茶是中国茶的精品，以铁观音等为代表，属于半发酵的茶，茶中的主要成分单宁酸与脂肪的代谢有密切的关系，而且实验结果也证实，它能够刺激胰脏脂肪分解酵素的活性，减少糖类和脂肪类食物被吸收，促进脂肪燃烧，降低血液中的胆固醇含量，尤其能够减少腹部脂肪的堆积。因此晚上喝乌龙茶，具有健脾消食，促进运化，减脂降糖的作用，是人体保健防病的佳品。

晚上喝普洱茶在于护胃、补肾、安睡。夜里阴气盛阳气弱，阳气内敛，气机下降，人体在一天的心理和形体劳作之后，气力消耗，已经疲惫，需要补气，调养心神，为明天的工作储备能量，这主要是通过调养脾肾来完成。晚上阳气衰，脾胃消化功能已减弱，加之有些人往往晚上吃得多，吃得好，这样对脾胃是一个很大的负担，中医认为"胃不和则卧不安"，晚上人的能量多用于消化，心神耗伤，神志不宁，对睡眠的影响也很大。如晚上过饱，或脾胃功能不好的人，睡眠大多受到影响，因此失眠的人很多。熟普洱茶，系经过发酵后再加工而成，具有黏稠、甘滑、醇厚的特点。普洱茶进入人体肠胃形成膜附着于胃的表层，对胃产生有益的保护作用，长期饮用可以起到护胃、养胃的作用。熟普洱茶中的咖啡因经多年存放发酵，作用减弱，所以喝后不会兴奋，使人能够安睡。在适宜的浓度下，饮用平和的普洱茶对肠胃不产生刺激作用。普洱茶还有补肾固精的作用，热饮肠胃舒适，还可治疗尿频。路老这样喝茶的习惯，已坚持了五十余年，难怪他每天精力充沛，思维敏捷，这与其平时保养注意细节是分不开的。

1997 年我曾随大国医路志正老先生同去法国等地参加世界中医学会组织的巴黎学术交流会，他和颜悦色，步伐稳健，对中医经典颇有研究。我曾借路老先生在巴黎中医学术交流会上的发言稿手抄一遍。他不仅是著名的中医学家，也是知名的中医养生名家。

十、当代大国医朱良春愉快生活养生

朱良春，1917 年出生，从医 70 余年，主任中医师，南京中医药大学教授。2009 年获"国医大师"称号。朱良春教授将养生之道概括为 8 个字"动可延年，乐则长寿。"他解释说："要活，就要动，但运动要适度，不可超量。乐观是至关重要的，切忌焦虑忧思，急躁暴怒。"他认为，一个人要想健康长寿，最基本的要做到两点：一是适度运动，二是保持乐观。首先，要适度运动。朱老坚持每天骑自行车上下班。其次，要有乐观的生活态度。朱老说，人是处在矛盾之中，不顺心的事经常遇到，但他从不懊恼，耿耿于怀，对名利一笑了之，泰然自若。除此之外，朱老的养生秘诀还包括以下几个方面：少睡多用脑，健脑抗衰老。长期以来，朱老把每

天生活当作乐趣，安排得既紧凑，又有规律，张弛适度。朱老每天只睡六七个小时，他认为，睡得太多，人的精力易懒散。生活有规律，疾病不来找。朱老指出，白天是阳，晚上是阴。古人日出而作，日落而息，符合阴阳之道，而不少现代人晨昏颠倒，晚上两三点钟才睡，第二天早上不知几点起来，这样就把生理规律打乱了，容易生病。许多人询问朱老长寿保健之道，朱老说："一个人要想延年益寿，最好的方法是热爱生活，愉快地生活，这也是人生最大的幸福。"他指出健康和长寿是相辅相成的，健康人突然夭折，太可惜了；长寿而不健康，太痛苦了，只有健康和长寿二者兼得，尽享天年，才是最幸福的人。

朱老长期坚持"知识每日必有一得"的习惯，从中得到无限的愉悦和满足。他勤于用脑，巧于用脑，记忆力特佳。但朱老认为，这不是自己聪明过人，而是偏有所爱之故。他觉得该记的事就牢牢记住，与工作和事业无关之事及知识，便不去记它，仅是留点印象而已。这样可以充分利用大脑空间装进自己最需要的知识，而不让大脑经常负担过重。他出版了十余部著作，一百八十余篇医学论文，绝大多数是起早贪黑挤时间撰成的。他以此为乐，精神有所寄托，不感到疲劳。

大国医朱良春是我非常崇拜的中医专家。2002年他应邀在石河子市中医医院坐诊，与女儿朱婉华在我的诊室坐诊三天，给我们留下了深刻的印象。他对病人和蔼可亲，对诊治十分专心，对立方用药十分严谨。一个高寿老人坐诊一上午毫无倦怠之意，令人十分敬佩。他在石河子期间与我共餐多次，饮食清淡，几次严肃批评我抽烟喝酒的恶习，这也是我戒烟、限酒的原因之一。

有人把97岁国医大师朱良春老先生养生之道概括为十六字："生活规律，情绪乐观，运动适量，饮食合理"，这可以作为朱老一生养生的写照，是给后人留下的宝贵财富。

第三讲　房中养生的探秘

经典之说：

食，色，性也。　　　　　　　　　　——《孟子》

饮食男女，人之大欲存焉。　　　　——《礼记》

欲不可绝，欲不可早，欲不可纵，欲不可强。

——元·李鹏飞

性满足是提高生活品质的一大重要因素，每个人都应好好珍惜。

——威克斯博士

第三讲　房中养生的探秘

在诸多的养生事宜中，最根本的是房事养生，房事养生是有关人体生命质量及能否健康长寿的关键，是养生长寿第一要事。在关注生活方式与养生关系中，人们普遍忽略性爱的养生途径，因此笔者重点论述如下。

一、名家论房事养生

《孟子》曰："食，色，性也。"《礼记》曰：饮食男女，人之大欲存焉。"其意指性生活是人的本能，它跟吃饭一样，是不可缺少的最大欲望。中国养生长寿第一人，性爱保健研究的先驱者彭祖，在四千多年前就大声呼吁"男不可无女，女不可无男""不知交接之道，虽服药无益也"。唐代孙思邈曰："男不可无女，女不可无男，无女则意动，意动则神劳，神劳则损寿。"性学文献《洞玄子》记载："夫天生万物，唯人最贵。人之所上，莫过房欲，法天象地，规阴矩阳，悟其理者则养性延龄，慢其真者则伤神夭寿"。指出普天之下，唯人最贵，而人所崇尚的至高欲望，莫过于房中性欲。遵循自然界天地阴阳变化之理为准则的规律，感悟并贯彻其中阴阳和合之理，则可养性延命，益寿长生。若纵情恣意，轻慢其理，逆其规律行事，则最终伤精神，损身体，夭折其寿。晋代著名养生学家、性学家、医学家葛洪在长期的医学实践中总结前人的养生经验，悟出"长生之要，其在房中"的至理。元代李鹏飞曰："欲不可绝，欲不可早，欲不可纵，欲不可强。"古人云："房中之事能杀人，能伤人"，强调性欲要适当。恩格斯在《家庭私有制和国家起源》中谈到人类两大生产，一是生活资料的生产，二是人类自身的生产，即人种的繁衍。日本医学家清宝有川谈到，工作紧张的男性脑力劳动者长寿的主要秘诀有三：一是笑，二是散步，三是过正常的性生活。

近几十年来，我国一些医家对古代房室养生学说逐步整理，并从多方面进行研究。中国解剖学会常务理事、秘书长，北京中医药大学组织胚胎教研室主任贲长恩教授在 1990 年就指出：中国古代房室养生学说是以人体生命之学为主干，而缘系生理学、心理学、遗传学、教育学、社会学等多学科的大命题。从历史文献资料来看，它源于周朝，成于秦汉，盛于魏晋隋唐，而隐于宋元明清。虽曲折嬗变，但源远流长，文献浩瀚，学说多样。中国文化在这方面的成就和对人类的贡献也是世界上任何国家和民族所无法比拟的。几千年来我国古代的医学家、养生学家围绕房室问题讨论了婚姻、性爱、子嗣、优生、胎教、医药除疾以及养生长寿等方面的学术问题。

早在远古时期，我们的祖先就清楚地认识到婚姻、性爱、房事是关系生命寿夭、子孙繁衍兴旺的重大问题，是每个正常人都不可回避的重大问题。

综上所述，笔者认为，凡是健康的成年人必须有正常的房室生活。人不吃喝不能生存，男女不交就无人类生存，男女之交不仅是人类繁衍后代的基础，而且同饮食一样是人类生存的必须。笔者耳闻目睹许多患者，尤其是脾肾类疾病患者的病因、发病、诊治，证明饮食与房事同等重要，两者关系十分密切，饮食与房事在生理上是相互促进的，在病理上是相互影响的。

合理的饮食才有强壮的体魄，健康的身心才有愉快的房事。反之，正常的房欲渴望不得，久之必伤肾，肾阳损伤，累及脾阳，脾肾不足，不思饮食，长此以往，岂能安康。

大国医王琦教授指出，尽管古人早在两千多年前就总结了"合男女必有则"的养生之道，但至今仍未被人重视、了解和掌握应用。适宜的饮食调补固然可以增加生命的物质和能源，而有违正常房事和色情活动都是使人早衰夭亡的根源。性与命紧紧相连，由于种种原因人们或讳莫如深，或留下一片空白，所以深入研究房室养生，广泛宣传房事的科学知识，提高人们对房事生活的基本认识，对人类的健康长寿有十分重要的意义。

记得三年自然灾害中，笔者故乡有一中年人无钱娶媳妇，为发泄性欲，在山坡上挖五个洞，中间洞中放上稀泥，趴在上以泄为快，这种行为颇伤肾，此人没多久而病故。近年报道的有关与兽交、与兽淫乱的一些人，其中有部分就是阳强欲泄而作。如果能普及科学的性生活方法、规律和措施，那些违背正常生命活动的行为就会受到有效的扼制。

二、房中术的保健强身养生功能

（一）适度的性爱强脏腑，活气血，振精神

和谐的性生活可以充养先天，温壮命火，滋生肾水，延缓衰老，延年益寿。所谓"老尚风流是寿征"。和谐的性生活可以舒肝养肝，舒畅情绪，有助于舒缓紧张情绪，忘却烦恼，解除烦心之事。和谐的性生活可以强化脾胃功能，增强食欲，帮助消化，增强吸收，提高气血生化之源，增强肌体的免疫力，有利于疾病的预防和康复。和谐的性生活，可以养心安神，使心神得宁，睡眠更香，有助于启动大脑，使人更聪明，记忆力增强。故和谐的性生活是健康人生命力旺盛的体现，是延长生命之所需，能促使五脏六腑不致过早衰老，延续生命。

夫妻双百古今少，相敬如宾是诀窍。男女联姻，人们都祝愿他

们"百年之好，白头偕老"，然而婚后夫妻能够携手共度百岁的高寿老人却不多见。随着社会的进步和人民的生活水平不断提高，尤其是政府对老年人健康的重视和关怀，中国人的平均寿命有了长足的增长。古人"人生七十古来稀"的定论而今已不适用。当今全世界许多国家都是 80 岁不算老，90 高龄不稀奇，百岁寿星常见报。许多社会学家对双百夫妇高寿进行认真研究后发现，除了先天长寿基因、后天勤劳、锻炼健身、营养等养生之道外，还有一个重要的原因是夫妻恩爱，相依为命，有一个和睦的家庭环境。和睦恩爱，肌肤相亲，维持长久的性生活，对高龄老人同样有很重要的作用。

据报道，广西巴马县有位瑶族老农罗布普，在三位妻子相继去世后，于 92 岁高龄再结百年之好，直到 117 岁时仍过着正常的伴侣生活。江苏徐州市 103 岁的李雨辰老寿星在老伴去世七年后又萌发再婚的欲望，于是到婚姻介绍所登记求偶，欲觅一位年轻如意的新娘陪伴，成为社会一大新闻。2001 年 6 月 15 日美国俄亥俄州，来自四面八方的宾客聚会一堂，为一对同是 103 岁，结婚 83 周年的哈利·多茨和西尔维娅寿星夫妇隆重举行婚庆。这对夫妇美满幸福的百年人生，证实了稳定的婚姻、忠贞的爱情、善良的心灵、乐观的人生，是健康长寿白头到老的重要因素。我们石河子市中医医院近十几年来，病房住的离休老人数百人次，年过百岁的好几位，一位 104 岁的老人与其小几十岁的妻子一直相依为命，直至临终仍形影不离。

我们粗略地了解到，这些我们当地所称的"老九"（1949 年国民党部队起义的官兵），他们是新中国成立后在党和政府的关怀下，大多与国家动员入疆的支边女子成婚，年龄一般都会相差十几岁，但正是政府这一好政策，这些支边女青年与这些老兵结婚，共同生活，生儿育女，代代相传，共建边疆。夫妻生活和睦是他们健康长寿的主要原因。

（二）房事所带来的快乐是生命的原动力

性欲—房事—性乐，这是男女婚后的共同心理期望，这种心理需求从青年—壮年—花甲之老年，绵绵不竭。健康的男女对性的兴趣是自然而生的。生命缺少性，生活黯然失色。马王堆出土的竹简《十问》中记载了房事如何影响人的寿夭："虚者可使充盈，壮者可使久荣，老者可使长生"。意思是说和谐的性生活可以使气虚的人逐渐充盈，体壮的人更加健康，年老的人也可因此而长寿。现代科学研究证明，丧偶或离婚独居的人发病率比常人高得多，这些人患心脏病、肝癌、胃癌死亡率是常人的 2 倍，高血压的发病率为常人的 3 倍。那些终身未嫁、离婚、孀居的女性乳腺发病率要比一般女性高得多。离异独居者平均寿命比美满家庭的人短，男子短寿 12 年，女子要短寿 5 年。纵观国内外长寿老人，有不少百岁以上老寿星，都是夫妻共度晚年相伴偕老的。英国皇家爱丁堡医院老年心理学研究中心专家大卫·威克斯博士对 50 岁以上的人跟踪研究，结果发现，那些外貌看上去年轻的人，平均性爱次数比其他同龄人多50%。性爱活跃的老年男女看上去比实际年龄年青 5～7 岁，有的甚至达 7～10 岁，同时早亡风险可以降低一半。威克斯博士说："性满足是提高生活品质的一大重要因素，每个人都应好好珍惜。"1978 年有关研究人员对广西巴马县长寿老人调查结果表明，90 岁以上的老年人中，夫妻同居 20 年以上者占 68%，同居 50 年以上的占 41%，同居 60 年以上的占 26%。这说明和谐、稳定的夫妻生活是长寿的重要因素之一。实践证明，性和谐确实能使男的更健壮，女的更靓美。性生活是最佳美容师，美容养颜功不可没，性欢愉有助于青春常在。

（三）房中术和谐男女，幸福家庭，稳定社会

从社会学的角度讲，情—性—婚姻是家庭等边三角形加条边，

缺一不稳。正常的夫妻性爱，能促进男女性爱、家庭幸福，有益事业，孩子成长。无性婚姻，难以长久。离异、单亲家庭的增多，不利于社会稳定发展，并影响下一代身心健康，并导致社会不安定。房欲符合人贵欲上的思想，与人终生俱在，与幸（性）福相伴，与健康休戚相关，最终延年益寿。从经济成本学角度讲，房事养生乃赏心乐事，成本低廉，不用花钱买食物进补，不用吃药增加身体代谢负担，不用专门花费精力时间去请医生，在床上有限的时间内，开开心心行事，快快乐乐欢爱，省钱，省心，省时，省力，情绪稳定，心情愉快，夫妻矛盾减少，家庭和和美美，心理自然平衡。

（四）房中术能防病治病

性生活有助于延缓性器官的衰老和预防乳房病变。男性精液有利于女方预防妇科病，抗癌，精液中的白色浆素是有力的抗菌物质，有助于缓解疼痛，改善睡眠，被称为良好的镇静催眠剂。性生活能够保护男性前列腺，让前列腺有泌有出，维持动态平衡，减少前列腺疾病。高频率性生活的人，他们患冠状动脉疾病，如中风、脑血栓等疾病的概率是那些性生活匮乏者的一半。一些中老年人由于观念保守，身体有病，不知房事养生等原因，过早与房事绝缘，结果女方出现卵巢早衰迹象，更年期提前来到，男方性功能也出现失用性阳痿。性功能减退之时，其实已预示亚健康的来临。预防和纠正亚健康，提高生活品质，除了应用饮食、心理、运动等多种手段外，完全可利用房事欢爱的养生保健功能，壮阳强性，以适度和谐生活，使身体更强壮。

性生活不仅是为了生育，而且具有健身功能、情感功能和愉悦功能。性生活使人精力旺盛，记忆力增强，可以防病健身，延年益寿。有人认为和谐的性生活是身心松弛剂、情绪安定剂和失眠治疗剂，是配偶双方情感交流关怀体贴的最佳桥梁，是现代文明各种挫折的矫正剂，适当的性生活可以防治男女多种疾病。

三、如何房室养生

（一）掌握房事节度，性爱频率

男女居家，人之大论。孤阴不生，独阳不长，人道不可废者，一阴一阳之谓道，偏阴偏阳之谓疾，但要防止另外一个极端，"不可纵欲"。那么性生活的频率多少次较为合适？古人曰："人年二十者，四日一泄。三十者，八日一泄。四十者，十六日一泄。五十者，二十日一泄。六十者，若闭经勿泄，若气力尚壮盛者，亦不可强忍，久而不泄，致生痈疾。"这是《素女》中的一段话，只作参考，每个人要视自己的具体身体状况而定。每一个人性活动量是不同的，频率因人种、不同地区、不同文化背景以及个人年龄、健康情况和心理状态而异。有些新婚夫妇，在蜜月里几乎天天做爱，其中新婚之夜连续交合 4～5 次，甚至白天也闭门做爱，但也应适当加以节制不宜过度。据《史记》记载，我国能查出生卒年份的 209 个皇帝，平均寿命只有 39 岁，而不到 20 岁驾崩的就有 31 人，究其原因，与他们整日里花天酒地，恣情纵欲分不开。清朝乾隆皇帝吸取了短命皇帝的教训，总结了"酒勿醉，色勿迷"等一套自己的养生术，结果活了 88 岁，成为古代皇帝中的"寿魁"。据传非洲有些国家，因壮阳药服用太多，阳气旺盛，那交合次数就难以限定了。还有一些国家允许多妻制，娶几十个老婆，生 100 多个孩子，也就不论交合次数了。南非一名 80 多岁的老酋长有 8 位妻子 38 个孩子，以 80 岁以上的暮年之躯夜对 8 位妻子依然游刃有余。这些人的性生活为什么如此强盛有待研究。现在国内外有一些人在做调查研究，认为男子性生活的次数一般随年龄的增加长而递减，在 22～25 岁期间每周 3 次，32～35 岁期间每周 2 次，41～45 岁期间降低到每周一次，这仅是平均数，不能仅从性交频率上判断性交是否适度。

如果仅仅从生理上来讲，无论男女和年龄大小，在产生性兴奋时，只要不是勉强的，又没有什么不舒适的感觉，那么就可以过性生活，不必考虑上一次隔了多久。所谓勉强，女性是指屈从于男方的性要求，男的则是因为各种原因"激发"自己，看成人书画或录像对继发性阳痿是有效的，本人于 1997 年在华西医科大学培训时，曾有教授讲"什么神功元气袋，延生护宝液，作用都不大，阳痿病人两口子躺在被窝里看'黄色录像'快得很"。有些人甚至手淫，强行投入性生活。有些男子错误地认为性交次数越多，越能显示男人的力量和尊严，这对健康是极其不利的。性生活，首先是一个对话，两个人之间的互动充满惊奇，也可能超出预料。性关系中的沟通很重要，真正的交流是身体语言的交流，性爱是一种创造力的表现，是两个人一起的舞蹈，各自不能自私，都能为对方着想，需要夫妻双方密切配合，没有女性的主动参与和配合，很难想象性生活能顺利进行。

（二）房事保健知识"七损八益"

在房事生活中，人的精气有八种补益的做法，又有七种损伤的做法。如果不能运用八种益精的做法，除去七种损精的做法，那么到四十岁左右，人体的肾气就自然减去一半了；五十岁生活起居能力显得衰弱；六十岁就身不聪，目不明；七十岁就下体干枯，上体虚脱，精气丢失，性器官失去作用，涕泪一齐流出来，而不能控制。要让人身体恢复健壮也有办法，那就是除去"七损"以救治疾病，运用"八益"来补益精气，使年老者恢复壮健，壮年人不致衰老。懂得养生之道的人日常生活安定快乐，食欲旺盛，得到滋养，皮肤肌理健美细密，气血充盈旺盛，身体轻便灵快。如果性生活疾速随便，不守法度，精气不能畅通就会生病，体虚汗出不止，呼吸气喘急促，内心烦闷而神昏意乱，若不及时治疗，就会产生内热之证。若只服食药或用艾灸熏灼来使精气导行，这只能是辅助的补力，会生痤疖或阴衰肿胀之类的疾病。若气血充盈，但九窍不通，上下四肢就会麻木不仁，也会产生痤疖和痈疽之类的疾病。所以，通过运用八益，除去七损，上述五种虚弱的疾病就不会发生。

那么七损八益的具体内容是什么呢？

北京中医药大学医学人文系教授、医学部性学中心研究员，中国性学会常务理事宋书功在多部著作中谈到"七损八益"，2014年中医古籍出版社出版的《杏林漫录》一书中，他用五章的篇幅论述七损八益，有兴趣的读者不妨研究一下。此仅简述八益：一曰治气。调治精气，中医认为肾脏是藏精生髓之脏，是人的元气产生的地方，调养精气非一日之功，精气旺盛人们才能顺心从欲地快喜于修身养性之境，所以寿命无穷。二曰致沫：早晨起床打坐，伸直脊背，放松臀部，提肛导气，使气通至前阴产生精液这叫致沫。三曰知时：交合前，双方先互相嬉戏，等到彼此情和意感，互相都产生了强烈的性欲，才能交合，即掌握交合的适宜时机，这叫知时。四曰蓄气：交合时放松脊背，提肛放气，导气下行，这叫蓄气。五曰和沫：交合时不要急躁，不要图快，阴茎抽送出入轻松柔和，即调和阴液，这叫和沫。六曰窃气：躺卧交合，男子精液泄出，应让他起身，在阴茎尚能勃起时就停止交媾，此能聚积精气，叫窃气。七曰待赢：房事接近结束，纳气运行于脊背，不再抽动，而吸气，导气下行，身体静静待着，这叫作保持精气盈满，曰待赢。八曰定顷：房事结束时将余精洒尽，清洗阴部，在阴茎尚硬时抽出，这叫定顷。

七种对人体有损伤的性交行为是：

一曰闭（精道闭塞）：交合时男子阴茎疼痛或女子阴户疼痛，

这叫精气内闭。二曰泄（精气外泄）：交合时大汗淋漓不止，这叫阳气外泄。三曰竭（精气竭尽），性生活没有节制，耗绝精气，这叫精气竭绝。四曰怫（阳痿不举），想要交合，但因阳痿而不能进行，事与愿违，力不从心，这叫费。五曰烦（心烦意乱），交合时心慌意乱，呼吸喘促，这叫烦。六曰绝（缺乏性欲，精气继绝），女方没有性欲，男方强欲交媾，汗泄气少，心热目瞑，如险入绝境，这就叫绝。七曰费（性交时急速图快，徒然耗费精力），交合过于急速，既不愉悦情志，于身体又无补益，徒然耗费精力，这叫费。以上这些，称七损。

运用八益去七损的人，就能耳目聪明，身体轻便，肾功能增强，必定延年益寿，生活幸福美满，安康快乐。

以上为 1973 年长沙马王堆汉墓所出土医书《天下至道谈》的论述，现代许多医著也不乏论述此事。

（三）房室生活忌讳注意事项

古人认为男女交合有三种忌避，即天忌、地忌、人忌。天忌者指大寒、大热、大风、大雨、日蚀、月蚀、地震、雷电时切忌交合。所谓地忌者，指山川、神祇、社稷、井灶之处皆忌交合。所谓人忌者，指醉饱、喜怒、忧愁、恐惧时切忌交合。以上观点既不能看成是无用的"清规戒律"，也不能死搬硬套，若能辩证理解，于当下仍有一定的实用价值。现代一些学者根据古人男女交合的忌讳提出下列十忌，有一定的意义：一忌饱食同房；二忌酒后同房；三忌病中同房；四忌过劳过饥同房；五忌悲恐同房；六忌经期同房；七忌临产同房；九忌大寒大热同房；十忌过频同房。现在人们普遍认为房室生活应注意以下事项。

1. 心理上的调节

夫妻双方首先要转变观念，赚钱、事业不是生活的全部，享受是生活的必需之一，不要认为性生活无所谓，要把性生活与延年益寿联系起来，保持性爱的浓厚兴趣。深化感情是基础，情爱是性爱的基础，加深感情，配合互助，不断调整情绪，良好的心境是提高性欲的保证。

2. 生理上的调节

坚持锻炼，身体强壮，劳逸适度，不妄劳作，预防在先，有病即治，饮食有节，从各方面调节生理，有助于强艺壮性，性生活发挥良好。

3. 改变不良生活方式

营养合理，戒烟限酒，起居有常，保证睡眠，夜不过子时，不熬夜，不疲劳，不透支生命，积极养生，老有所为，老有所乐。

4. 性爱周期调节

提倡性爱七天周期率，年轻人悠着点，40 岁以上中年人均衡点，60 岁以上老年人积极点。有周期，有盼头，保质保量，长久享受愉悦的性爱生活。要讲究性爱道德，不勉强，不应对，不性乱，锻炼性器，变化体位，双方协调，满足性快感。

5. 注意辨证论治地施以食补和药补

人们之所以能够正常的性生活，一般都是在阴阳平衡的状态下，没有疾病，才能有性欲行房事。若阴阳不协调发生了疾病，那就要根据每人的实际情况搞清阴阳、气血、津液、精的亏虚为何种具体病症，利用食物或者药物给予防治，恢复正常生活，方能男女相合。关于食补、药补后文专有论述。

第四讲 食疗养生的应用

经典之说：

为医者，当洞察病源，知其所犯，以食治之，食疗不愈，然后用药。

——名医扁鹊

高年之人真气耗竭，五脏衰弱，全仰饮食为资气血。

——《养老奉亲书》

早饭淡而早，午饭厚而饱，晚饭须要少，若能常如此，无病直到老。

——清·马齐《陆地仙经》

第四讲 食疗养生的应用

一、饮食养生的意义

中华民族应用饮食养生的保健历史源远流长，这是随着人类长期的生活实践逐步发展起来的。《山海经》记载：神农"尝百草之滋味，水泉之甘苦，令民知所避就。当此之时，一日遇七十毒"。这生动地反映了古人如何寻找食物的壮丽史实。经过数千年和千百万人的大量尝试，终于积累了丰富的知识，选择了那些最安全、最有用的"百草"作为维持日常生活所必需的食物，故有人言：人的食物是从吃草开始的。战国时期的《黄帝内经》对饮食养生十分重视，应用饮食来防治疾病，当时的名医扁鹊就说："为医者，当洞察病源，知其所犯，以食治之，食疗不愈，然后用药"。当时的教育家孔子也很注意饮食养生，强调若不注意日常的饮食养生就会缩短寿命。据说诸葛亮事必躬亲，吃饭很少，营养不足，事务繁多，操心费力，54岁就死了。历史上的中医名著《神农本草经》《备急千金方》《本草纲目》都记载了许多保健医疗性质的食物。几千年来我国已经形成了一套具有中华民族特色的饮食养生理论，它在保证人民健康方面发挥了巨大作用。饮食疗养称"食疗"，亦称"食治"，即饮食疗法。古医籍称"医食同源"。

二、饮食对人体的作用

食物对人是十分重要的，"人不可一日无食""谷不入半日则气衰"，下面简述饮食对人体的作用。

（一）补充营养

饮食进入人体后具有滋养脏腑、气血、经脉、四肢、肌肉乃至骨骼皮毛、九窍等作用。当饮食摄入胃后，通过胃的消化吸收，脾的运化，然后输布全身。一个人一生中摄入的食物超过自己体重的1000～1500倍。这些食物中的营养（中医称为水谷精微），几乎全部转化成人体的组织和能量，以满足生命运动的需要。

由于食物的味道不同，对脏腑所起的作用也不一样。《内经》言："五味入胃，各归所喜，故酸先入肝，苦先入心，甘先入脾，辛先入肺，咸先入肾，久而增气，物化之常也"，这说明了五种味道的食物，不仅是人类饮食重要的调味品，还可以促进饮食，帮助消化，也是人体不可缺少的营养。

（二）预防疾病

祖国医学非常重视"治未病"，并把它提到战略高度来认识。"治未病"重要的一条就是加强饮食的滋养作用，因为饮食对人体的滋养作用，本身就是对人体的一种重要的保健预防。《内经》指出："正气存内，邪不可干"，说明人体的正气充盛，邪气就不能侵袭使人致病。正气怎样才能充盛呢？这就要合理安排饮食，只有这样做，机体所需要的营养才能保证，五脏的功能才能旺盛。祖国医学在1000多年前就已通过食用动物肝脏预防夜盲，用谷皮麦麸预防脚气病，用水果和蔬菜预防坏血病等。中医还注意发挥某些食物的特异作用，如饮用绿豆汤预防中暑，食用大蒜预防癌症，食用葱白、芫荽预防感冒，食用胡萝卜预防头晕。近年来，人们还主张食用生山楂、红茶、燕麦降低血脂，预防动脉硬化，食用玉米粥预防心血管病。当年在延安的许多老革命家由于生活条件差，主要是饮食差，营养不够而体弱多病，而新中国成立后他们的身体状就有了很大改善。

（三）治疗疾病

食物和药物都有治疗疾病的作用，但食物每人每日都要吃，与人们的关系较药物更密切，故历代医家都主张"药疗"不如"食疗"。远古时代，我国就重视饮食疗法，《周礼·天官》中提到的"食医"与"疾医""疗医""兽医"合为当时医学的四科。宋代《太平圣惠方》中将用饮食治病的医生称为"良工"，认为："若能用食平疴，适应遗疾者，可谓良工"。能够用于治疗疾病的食物很多，如猪骨髓可补脑益智，山楂消食积，大蒜治痢疾，当归羊肉汤治产后血虚，赤小豆治水肿。

（四）抗衰老

《养老奉亲书》中说："高年之人真气耗竭，五脏衰弱，全仰饮食为资气血"，这说明对于老年人，必须注意饮食的调配及保养，只有这样才能够延缓衰老。清代大养生家曹廷栋提出老人以粥调治颐养，可以长寿。他说："老年有竟日食粥，不计顿，饥即食，亦能体强健享大寿"。饮食之所以抗老防衰，其作用是通过补肾益气，滋肾强身而实现的。临床实践证明，肾精不足，常会导致牙齿松动、须发早白、健忘、记忆力减退等未老先衰的征象。

中医认为饮食补益对个体是最直接、最普通、最有效的。在中医理论指导下，通过各种方式平衡阴阳，调和气血，补益五脏，使人们健康长寿。

《汉书·郦食其传》说："民以食为天"，这说明饮食是保证生存不可缺少的条件。吃是生命活动的表现，是健康长寿的保证，"安谷则昌，绝谷则危"，只有足食才能乐业。"安民之本，必资于食"。饮食不仅维系着个体的生命，而且关系到种族的延续，国家的昌盛，人类的文明。李时珍曰："饮食者，人之命脉也"，故养生必须首先从饮食做起，真正懂得吃的科学和方法。

三、饮食养生的原则和注意事项

（一）进餐情绪，脾好音声

现代医学认为，人的下丘脑有一群专管食欲的神经细胞，叫食欲中枢，食欲中枢在大脑的控制下，依靠胃部的反馈信息进行工作，因此也受人的情绪所制约。当情绪愉快时，吃什么都津津有味，愉快的情绪和人兴奋的心情都可使食欲大增，胃肠功能增强，相反人在愤怒、忧郁或苦闷时，茶不思，饭不想，勉强吃下也难以消化。古人云："食后不可便怒，怒后不可便食。"古今许多实践均证明悦乐能助兴，有助于消化吸收。《寿世保元》说："脾好音声，闻声即动而磨食"，说明在进食中听轻快的乐曲，有助食物运化。其次要选择适宜的进食环境，安静、整洁让人舒服，脏、乱、差影响食欲，不利健康。同时在吃饭的过程中，不谈令人不高兴的事情，也不要与人争吵，现在全世界许多企业家、商人往往在餐桌上谈生意，这是十分不健康的。

（二）细嚼慢咽，不可暴食

"细嚼慢咽，益寿延年"，这是句卫生谚语，指吃饭时细嚼慢咽对健康有好处。食物消化从口腔开始，食入口腔，用牙齿嚼碎，变成容易吞咽消化的食糜。人还生有三对唾液腺，正常人的腮腺、颌下腺和舌下腺能分泌唾液，正常人每日约分泌唾液 1.5 升，唾液中含有淀粉酶，可以促进食物中的淀粉分解使之变成麦芽糖。了解食物的消化过程，就会懂得细嚼慢咽的道理，若狼吞虎咽，食物嚼不烂，影响消化，还会加重胃肠负担。中医对唾液更为重视，慈禧太后上朝咀嚼人参，御医医案记载她一年用唾液消化人参 1036g。唾液配人参就是一大补品。古人云："不论粥饭点心，皆以嚼得极细咽下"，现代认为食物进入口中必须细嚼 30 秒以上，效最佳。

(三) 食宜专心, 食勿大言

吃饭时不可分心, 中国传统早有"食不语""食勿大言"的训诫。吃饭不说话是中国人心目中的美德, 若吃饭时喋喋不休, 口沫四溅, 既不卫生, 又妨碍自己和他人进食。《马碗食经》主张: "凡食, 欲得安神静气, 呼吸迟缓"。所谓安神, 是指进食时, 要将头脑中各种琐事尽量抛开, 把注意力转移到饮食来, 倘若进食时, 头脑中仍思绪万千, 或一边看报, 一边吃饭, 心不在"食", 自然纳食不香, 影响消化。

(四) 凡吃东西, 注意忌口

人吃东西, 不能随心所欲, 必须注意忌口。所谓忌口, 不仅包括不同疾病有不同的饮食禁忌, 健康人也有忌口的问题。现代医学非常重视饮食禁忌, 如对于患肾脏病、心脏病、高血压、中毒症等疾病之人主张减少食盐的摄入, 实行低盐饮食。这是因为食盐中的钠能使血管收缩, 并影响血管的通透性, 使小血管壁水肿, 增加血液流动的阻力, 妨碍肾脏的排泄功能, 引起血压升高和水的潴留, 加重肾脏病和心脏病的病情。

中医对饮食禁忌积累了很多经验, 并有系统的理论指导, 如对发热病人提出要忌辛辣、油腻, 如姜、椒、肥肉、酒类等; 久病之人要忌食猪头肉、母猪肉、鹅肉、鱼腥类; 胃脘胀满、呕吐、恶心之人, 要少进甜食, 如饴糖、砂糖、甘蔗糖; 痈疽疮疖病人, 应忌羊肉、蟹、虾以及辛辣刺激性食物; 凡有出血现象 (如鼻血、咯血、吐血、尿血、便血) 的患者应忌辛辣食物; 咳嗽痰多的患者应忌酸涩之物, 如杨梅、石榴、樱桃、梅杏、李、山楂、木瓜等。因为酸能敛津, 因而也能聚痰; 痢疾后要忌饱食及甘甜、滑利之品, 以及生冷瓜果、动物血等。此外, 肥肉有滑肠作用, 故大便稀薄者莫多吃; 公鸡性热, 有热性病的人则不当食; 柿子最寒, 脾胃虚寒之人不宜食；荔枝热性大，内热较甚的人不宜多食。

（五）食物搭配，合理调控

单一食物的营养是有限的，必须把不同的食物搭配起来，这也是中国烹调技术的特色。《黄帝内经》中说："五谷为养，五果为助，五畜为益，五菜为充，气味合而服之以补益精气""谷肉果菜，食养尽之。"这全面概述了粮谷、肉类、蔬菜、果品等各自不同作用，并且指出了他们在体内起补益精气的主要作用，人们必须根据需要，兼而取之。

现代营养学把食物分成两大类，一类主要供给人体热能的热力食品，也叫主食，在中国主要是粮食；另一类是副食，修补人体的组织，调节生理机能，又叫保护性食品，如豆制品、蔬菜、食用油等。以从事体力劳动，体重 65kg 的成年男子为例，每日吃主食 1 斤（500g），动物食品 2 两（60g），豆类食品 1 两（30g），蔬菜 1 斤（500g），食用油 4 钱（12g），便可接近营养平衡。根据中药学的理论，食物和药物一样，也有七情配伍的问题，一是相须，指同类相互配合使用，可以起到相互加强的作用，如百合炖秋梨，共奏清肺热，养肺阴之功效。二是相使，指一类食物为主，另一类食物为辅，使主要食物功效得以加强，如姜糖饮，温中和胃的红糖，增强了温中散寒的生姜的功效。三相反，是指两种食合用，可能产生不良作用，如柿子忌茶，白薯忌鸡蛋。四相杀，是说一种食物能减轻另一种食物的不良作用。五相恶，是说一种食物能减弱另一种食物的功效。六相畏，某种食物的不良作用被另一种食物减轻，如扁豆的不良作用（可引起腹泻、皮疹等）能被生姜减轻。再加单行是为七情。

（六）五味调和，促进消化

所谓五味，是指酸、苦、甘、辛、咸。这五种类型的食物，不仅是人类饮食重要调味品，可以促进食欲，帮助消化，也是人体不可缺少的营养物质。中医认为：味道不同，作用不同。

酸味：有敛汗、止汗、止泻、涩精、收缩小便等作用，如乌梅、山楂、山萸肉、石榴等。

苦味：有清热、泻火、燥湿、降气、解毒等作用，如橘皮、苦杏仁、苦瓜、百合等。

甘味（甜味）：有补益，和缓，解痉挛等作用，如红糖、桂圆肉、蜂蜜、米面食品等。

咸味：有泻下、软坚、散结、补益阴血等作用，如盐、海带、紫菜、海蜇等。

辛味：有发散、行气、活血等作用，如姜、葱、蒜、辣椒、胡椒等。

因此在选择食物时，必须五味调和，这是身体健康，延年益寿的重要条件。要做到五味调和，一要浓淡适宜；二要注意搭配，配合得宜；三是味不可偏亢，偏亢太过伤及五脏，于健康不利。咸味过多则血脉瘀滞，甚则改变颜色；苦味过多可使皮肤枯槁，毛发脱落；辣味过多会使肌肉失去光泽，变粗变硬甚至口唇翻起；甜味过多使骨骼疼痛，头发脱落。

（七）"病从口入"，注意卫生

俗话说"病从口入"，说明了注意饮食卫生的重要性。"不干不净，吃了没病"，这口头语是违背科学的谬论，餐具上常沾染各种细菌、病毒，因此要常消毒。消毒前，应先将餐具洗净，用热水或碱除去油垢，然后煮沸蒸或用漂白粉消毒。报纸上的油墨含有多氯联苯，是一种毒性很大的物质，旧报纸、旧书上还沾有大量的致病菌、虫卵和病毒，所以不能用报纸包装食品。黄曲霉素是世界上公认的致癌物质，长期摄入含黄曲霉素较多的食物，不仅会发生急慢性中毒，而且能诱发肺癌。预防黄曲霉素污染食品的根本措施是防霉，如发现花生、玉米发霉，应立即拣除干净，并与防疫部门联系。

（八）饮食有节，饥饱适中

1. 饮食要适量

饮食有节就是饮食要有节制，不能随心所欲，要讲究吃的科学和方法，不是想怎么吃就怎么吃，想怎么喝就怎么喝，要注意饮食的量和进食时间。

饮食要适量是指吃东西不要太多，也不要太少，恰到好处，饥饱适中。人体对饮食的消化、吸收、输布、储存主要是由脾胃来完成的，若饮食过度超过了脾胃的正常运化食物量，就会加重肠胃负担，使食物滞留肠胃，不能及时消化，古人云："饮食自倍，肠胃乃伤。""所食越多，心逾塞，年逾损焉。"多食多饮，影响营养的吸收和输布，脾胃受伤。《出曜经》中明确指出饮食过量对人的具体危害："多食之人有五患，一者大便数，二者小便数，三者扰睡眠，四者身重不堪修养，五者多患食不消化。"

食之太少亦有损健康，有人认为吃的越少越好，结果强逼自己挨饿，由于身体得不到足够的营养，反而虚弱不堪。正确的主张是"量腹节所受"，根据自己的食量来决定每餐吃多少，"饮食之道，无饥无饱——是之谓五脏之葆"，这就是进食适量的原则。

2. 饮食要按时

孔夫子"不时不食"的饮食习惯是说，不到该吃饭的时候就不吃东西，这是正确的。一日三餐，食之有时，脾胃适应了这种进食规律，到时候便做好消化食物的准备。好吃零食的人，到了该吃食物的时候，常常没有饥饿感，勉强进食食品，也不觉得有何滋味，而且难以消化。

清代马齐《陆地仙经》中提到："早饭淡而早，午饭厚而饱，晚饭须要少，若能常如此，无病直到老"。按照现代营养学的要求，一日三餐食量的分配比例是 3：4：3，即如果一天吃一斤粮食的话，早晚各占 3 份，中午 4 份，这样比较合适。有人观察，每日早餐 2000 千卡的热量，对体重无明显的影响，而把这些高热量放在晚餐，人的体重就会明显增加，对于体重而言，"什么时候吃，比吃什么还重要"。

我们强调"按时进食"，但不完全排除"按需进食"，即想吃时就吃一点，不想多吃就少吃一点。如上班的人，早餐不想吃，睡醒再吃，有欲则食，无欲则不食，我国著名养生学家陶弘景早就指出："不渴强饮则胃胀，不饥强食则脾劳"，不渴勉强饮水就会使胃发胀，不饿勉强进食则会影响脾的消化吸收，使脾胃功能受损。

四、中医论食物五色养五脏

（一）红色食物养心

红色食物包括胡萝卜、红辣椒、番茄、西瓜、山楂、红枣、草莓、红薯、红苹果等，按照中医五行学说，红色为火，为阳，故红色食物进入人体后入心，入血，大多有补气补血和促进血液淋巴液生成的作用。研究表明，红色食物一般具有极强的抗氧化性，富含番茄红素、丹宁酸等，可以保护细胞，具有抗炎作用。红色食物还能为人体提供丰富的优质蛋白质和无机盐、维生素以及微量元素，能大大增强人的心脏和气血功能，因此经常食用一些红色果蔬，对增强心血管的活力，提高淋巴免疫功能系统有好处。

（二）黄色食物养脾

五行中黄色为土，因此黄色食物摄入后其营养物质主要集中在中医所说的土（脾胃）区域。以黄色为基础的食物如南瓜、玉米、花生、大豆、土豆、杏等，可提供优质蛋白、脂肪、维生素和微量元素等，常食对脾胃大有裨益。黄色食物中维生素 A 和维生素 D 含量比较丰富，维生素 A 能保护肠道、呼吸道黏膜，可以减少胃炎、胃溃疡等疾患发生，维生素 D 有促进钙、鳞元素吸收的作用，进而起到壮筋强骨之功。

（三）绿色（含青色和蓝色）入肝

近年来，绿色食物始终扮演着生命健康"清道夫"和"守护神"的角色，因而备受人们青睐。中医认为，绿色（青、兰）入肝，多食绿色食品具有疏肝强肝的功能，是良好的人体"排毒剂"。另外，五行中青绿克黄（木克土）（肝制脾），所以绿色食品还能起到调节脾胃消化吸收功能的作用。绿色蔬菜中含有丰富的叶酸成分，而叶酸已被证实为人体新陈代谢最重要的维生素之一，能够保护心脏的健康。绿色食品还是钙的最佳来源。

（四）白色食物养肺

白色在五行中属金，入肺，偏重于益气行气。据科学分析，大多数白色食物，如牛奶、大米、面粉、鸡鱼类，蛋白质成分都比较丰富，经常食用既能解除身体疲劳，又能促进疾病康复。白色食物还是一种安全性相对偏高的营养食物，因为它的脂肪含量较红色食物肉类低得多，特别是高血压、心脏病、高血脂、脂肪肝等患者，食用白色食物效果更好。

（五）黑色食物养肾

黑色食物指颜色呈黑色或紫色、深褐色的各种天然植物或动物。五行中的黑色主水，入肾，因此常食黑色食物更益补肾。研究发现，黑米、黑芝麻、黑豆、黑木耳、海带、紫菜等食物的营养保健和药用价值都很高，它们可以明显减少动脉硬化、冠心病、中风等疾病的复发率，对流感、气管炎、咳嗽、慢性肝病、肾病、贫血、脱发、少白头等均有很好的疗效。

五、食疗综合十谈

20 年前，我第一次参加在美国召开的首届传统医学大会，我演讲的文章是"食疗十谈"，今附于后，供同道养生参考。古人云："安身之本必资于食"，笔者从医四十余年，根据临床经验，尤其是自然疗法的经验，确认养生首要必资于食，食疗是健康长寿之本。总结以下十项供参考：

（一）一素：即基本吃素

古今中外许多名人强调养生的原则之一，吃素不吃荤，如清代医家叶天士曾明确指出，老年饮食"当薄味静调""力戒酒食厚味"；毛泽东关于保健有句口诀：基本吃素，坚持走路，遇事少怒，劳逸适度，其中吃素为第一。英国诗人雪莱 1913 年曾发表论文认为，人的消化系统只适于植物性食物，根据我平日的实践总结如下：

1. **常食生菜**：喜食生菜，如生拌黄、白萝卜，生调蒜薹，生食香菜，凉拌黄瓜、菜瓜，一是味道鲜美，二是增加食欲，三是益于防病治病。现代科学已证明生食鲜菜更有营养，可增加食欲。

2. **素食常服**：平日常吃小碟咸菜、凉拌菜，素菜素汤不间断，少食肥厚滋腻之品。我认为：吃素食有利于肠胃的运化吸收，可保养脾胃，乌须黑发，泽肤健体，抗癌，净化血液，防止便秘等。

3. **牛羊肉佳**：常食素食不等于不食肉类，肉对人体是不可缺少的，尤其是食牛羊肉，清炖羊肉泡馍，实为四季大补之品。雷公云："羊肉味甘。性大热无毒，入脾肺二经，主虚劳寒冷脑风大风，补益气，安心定惊。"黄牛肉味甘，性平无毒，入脾经，主安中益气，健脾养胃，强骨壮筋。可见牛羊肉确为佳美之药食。

4. 酒少有益：常吃素食，少饮酒并无害处。家父饮酒多年，尤喜米酒，他常说：年方少，恶饮酒，酒少有益，酒多伤命，酒醉最为丑。实践证明好酒为五谷之精华，古今中外多少英雄豪杰，莫不借酒助兴，多少诗人、名家酒后挥毫成文，出口成章，精神焕发，少量饮酒确有助消化，振精神，醒脑力，活气血，强筋壮骨之用，但过饮必损身。

（二）二辨：辨性施食，辨证调味

药食的性味功能大多相同，许多药物人们常食之美味，许多食品是医家治病之良药，用中药四气五味的观点完全可以解释饮食的四气五味，故食疗的辨性施食，辨证调味十分重要。

1. 辨性施食：病有寒（凉）热（温）之辨，食有寒热之性，热病常应配以寒凉之食品，如绿豆、白菜、西红柿；寒病常应配以温热之食品，如核桃、羊肉、大红枣；平性食品，寒热之证皆可配用，如黄豆、花生之类。

2. 辨证调味：临床根据辨证调配五味，按酸、苦、甘、辛、咸的功能先用适当的食品配合治疗，有些病经辨证后不用过多的药物，仅几味食品即能祛除病邪。如风寒感冒的初期，一根大葱三片姜，一个鸡蛋一碗汤，辛温发汗可愈。有些胃脘胀满的病人，食用理气的白萝卜会收到意想不到的效果，老年性便秘常用甘缓的蜂蜜治疗是许多人都懂的道理。

（三）三忌：食品相忌，食药相忌，病食相忌

1. 食品相忌：一般人每天食用多种食品，食品之间也有相须、相使、相杀、相恶、相畏、相反之情，如鸡肉配以桂圆肉能温补脾阳，但很少有人拿大蒜调配西红柿，酒客皆知以多食素菜来解酒，但很少有人炖羊肉时加入南瓜，这些食物之间的配伍是长期实践证实的。

2. **食药相忌**：食品与药品之间相忌是应该特别注意的，"当归、生姜、羊肉汤"之所以疗效显著，因为皆是辛温滋补之品相须。但在服用黄连解毒汤时若吃猪肉很难避免腹泻，因黄连与猪肉相反，凡有熟地、何首乌的配方，我总是嘱患者不要吃萝卜，因这类药忌萝卜。

3. **病食相忌**：患者所得之病，适宜服什么药，配以何种食品，首先要搞清病性病位。所谓病性者，热证忌辛燥，寒证宜温食也。所谓病位者，心病忌咸味，脾病忌甘酸是也。患下清恶疮的病人，应禁食荤腥之品，消渴病人糖吃得越多，尿得更多。

（四）四豆：喜吃黄豆、绿豆、赤小豆、花生豆

1. **黄豆**：黄豆性味甘平，有健脾利湿，养血补血，润燥消水，清热解毒之功，正如《本草纲目》所说："治肾病，利水下气，治诸风热，活血，解诸毒"。现代研究证实，每百克黄豆含蛋白质达36g，脂肪18g，糖25g，钙36.7g。黄豆是人们最喜欢服食的豆类植物，故有"豆中之王""植物肉"的美称，如拉肚子的病人食用配有炒黄豆研粉配制的炒面，尤其是那些脾肾虚而泄泻的病人更为适用。豆腐脑、豆腐皮、红烧豆腐、砂锅豆腐是美味佳肴，以豆腐包蒸珍珠，珍珠易碎成粉，蒸过珍珠的豆腐不仅健脾，且能镇心润颜，止渴坠痰。

2. **绿豆**：绿豆味甘性寒，无毒，是可常服之品，入心胃二经，具有清热解毒，厚肠和胃，散风消肿，下气补脏，益气养神之功，古人云："解一切药草、牛马金石诸毒"，现代将其用于预防癌症人的化疗反应。绿豆配大米熬稀饭这已是千家万户的食疗方了，尤其在炎热的盛夏，人们在工作之余喝些绿豆汤，不仅解渴，更益诸脏。

3. **赤小豆**：赤小豆味甘酸，性平无毒，入心经，主消热毒，排痛肿，解烦热，补血脉，止泄下水气，利小便，除大便血，解小麦毒。红小豆多产于南方，为利水之要药，对于脾虚湿聚的病人颇为有效，多食能瘦人，适于肥胖人常服。

4. **花生豆**：花生俗称"长生果"，味甘性平，健脾开胃，润肺止咳，养血通乳，是营养丰富的食物。据分析，花生仁中含40% ~ 50%的脂肪油，还含有大量的维生素，不仅可将其作下酒的好菜，且常配方治疗脾肺有病的患者。

（五）五谷：一般指稻、黍、稷、麦、豆

在新疆因以小麦为主食，故人们脑中把除小麦以外的杂食统称五谷，所以说："多食五谷杂粮，身心健康"。二十世纪六七十年代，新疆一些国营农场几乎以苞米面为食，但人们大多满面红光，身心健康，认为苞米面能肥人。我们亲身体会，利用制作的食品对胃肠的吸收消化颇有裨益，主食除白面外喜食苞米面，尤其是煮苞米棒子，还经常从甘肃等地托运来荞麦面、黄米、高粱面等杂粮，配以治疗。实践证明，多食杂粮确有丰富的营养。甘肃的一些农村把土豆也当成杂粮，新疆一些人给甘肃人冠以"洋芋蛋"的雅号，甘肃人尤喜吃土豆，土豆有"世界粮食作物之王"的美称。土豆性味甘平，能润中和胃，健脾益气。土豆不仅能红烧牛肉，制作各种荤菜，如醋炒芋片、洋芋拔丝等，且能蒸着吃，犹如吃了另一种白面馒头，就是生吃也别有风味。有人认为甘肃人红脸蛋多，与土豆吃的多有关，值得商榷。

（六）六菜，即常服的六种新鲜菜

菠菜、芹菜、大白菜、韭菜、黄花菜、苜蓿菜，这六种菜是我们西北诸省的新鲜绿菜。

1. **菠菜**：甘凉，滋阴润燥，清热消渴，补肝明目，养血止血，凉拌烧汤十分可口。

2. 芹菜：性味甘凉，平肝清热，祛风利水，单味服用，配制他品皆为好菜。

3. 白菜：味甘微寒，能清热利水，止咳化痰。新疆的大白菜是冬春季的主菜，配炒各种菜色鲜味美，切丝生拌也十分香脆。

4. 韭菜：味辛性温，能补肾助阳，温中开胃，防逆散瘀，行气理血，是蒸包子、包饺子之佳菜。我们还特别喜食腌的咸韭菜。

5. 黄花菜：味甘性平偏凉。清热凉血，利尿生津，平肝明目，养血催乳，安神除烦，解毒消瘀痛。又名金针菜，与木耳相配实为名贵汤菜。

6. 苜蓿菜：味淡，性平偏温，其嫩绿叶尤其是刚冒出土的嫩芽特别好吃，若与白面相拌盖蒸后更有佳味。

（七）七脏：即某些动物的心、肝、肾、大肠、小肠、胃和骨髓

"以脏补脏"已成为中医用药的一条定律，我们认为把动物的内脏洗净调配治疗人的各脏疾病颇有疗效，如猪心、羊肝、狗肾、牛肚（胃）及各种动物的大小肠和骨髓都是进补佳品。

（八）八宝：八宝饭

八宝饭是驰名中外的中国酒席上等佳肴，我国众多省份的人们都喜欢吃。我们特别欣赏八宝饭，常以核桃仁、花生米、葡萄干、莲子肉、红枣肉、青红丝、白砂糖等配合上等糯米，上笼蒸透服用，是补气血，养心神的最佳食疗配方。

（九）九味

九味即中药房常用的辛温理气化湿的九种药，也是人们熟识的九种调料：大香、小香、花椒、荜茇、大良姜、小良姜、白胡椒、黑胡椒、草果。家父常吟云："大小茴香共良姜，荜茇草果能杀腥，花椒胡椒性辛热，煮在锅内味更香。"几十年来他一方面用这些药治疗许多疾病，又精心配制了调料使人们增进食欲，帮助消化，健脾强胃。

（十）十香

十香是陕甘宁边区农家一年四季服用的以苦杏仁、胡萝卜与八味调料相配的一种凉菜，又名"十香菜"。

凡吃过十香菜的人都认为此菜色艳味香，十分可口。十香菜配制方法简单，即将苦杏仁煮去毒，去皮，煮萝卜，切片相拌加盐、醋及其他配料即可。此食疗方主要以杏仁配黄萝卜，黄白相映，健脾益肺，利温化痰。雷公曰："杏仁味便苦，性温有小毒，入肺大肠二经，主胸中气逆而喘嗽，大肠气秘而便难，及喉喑。痰结烦闷，金疮破伤，风热诸疮，中风诸证，蛇伤犬咬，阴户痛痒，并堪捣敷，沸汤泡去皮炒用。"胡萝卜辛甘微温无毒，下气补中，利胸漏肠胃安五脏，令人健食，有益无损。可见"十香菜"功用之大。

笔者所论十项 55 条是自己经验和文章结构而已，并非仅几十条限定，各地各人经验各有不同。

六、六腑以通为用

食疗后想补充说说"排出"，光讲如何吃进去，不讲如何排出去，少了一半。中医讲"六腑以通为用"，对人体而言，"通"特别重要。不仅六腑要"通"，五脏亦要通。因为人体内"气行则血行，气滞则血瘀"是最基本的道理。气血不通，肠胃不通，大便不通，地道不通，月经不通。据说一长寿村中几位百岁老人谈长寿说"通"：①吃饭不过饱—节食—食道通；②饭后而步走—活动—血道通；③睡觉不蒙头—呼吸新鲜空气—气道通；④太极朝朝走—运动—脉络通；⑤房中妻子丑—节欲—肾道通；⑥小曲不离口—乐观—神道通。什么不通都不行，尤其是大便不通，"便秘"已引起全人类的重视，世界卫生组织（WHO）胃肠专家指出：不排晨便，憋住晨便，大量的毒素垃圾堆积肠道，使你肚胀、腹痛、恶心。毒素侵袭身体，导致早衰，引发脑血管疾病，甚至猝死。医学专家指出："便秘是百病之源"。几乎所有的疾病恶化都和排便不畅有直接联系，大便长期滞留在肠道，产生有毒物质，被吸收入血液，损伤体内脏器，引发上百种病。我曾收治一位 15 天不大便的女性，入院时难以行走，出院时身材变苗条。我在斯里兰卡听美国西医专家谈自治肺癌，以通大便为主，日 4 次大便而行。我认为日二次大便比较合适，早晚各一次。另补充一条"饭后七戒"：一戒抽烟，二戒马上吃水果，三戒放松，四戒立即喝茶，五戒百步走，六戒立即洗澡，七戒立即睡觉。这对身体十分有益。

第五讲　运动养生的推广

经典之说：

人体欲得劳动，但不当使极尔，动摇则谷气得消，血脉流通，病不得生，譬犹户枢不朽是也。

——东汉·华佗

阳光、空气、水和运动是生命健康的源泉。

——"医学之父"希波克拉底

第五讲 运动养生的推广

一、运动养生的意义

生命在于运动，最好的保健秘方不是买灵丹妙药，而是运动。祖国医学很早就注意到保健运动与祛病延年有密切关系。汉代著名医学家华佗曰："人体欲得劳动，但不得使极耳，动则谷气得消，血脉得通，病不得生，譬诸户枢终不朽也。"古人常说："户枢不蠹，流水不腐"，就是说活动的门轴不被虫蛀，流动的水不易变质，运动得到健康，锻炼得到强壮。古希腊思想家亚里士多德就曾言："最易使人衰弱、最易损害一个人的莫过于长期不从事体力劳动。"医学之父希波克拉底在 2400 年前说："阳光、空气、水和运动是生命健康的源泉。"说明运动像阳光、空气和水一样是生命和健康的最基本的要素。正如古人云："导引神气以养形魄延年之道，驻形有术"，对于健康而言，说运动是黄金何尝不可。按照中医理论，运动可以使全身气机条达，血脉流通，才能不生疾病或少生疾病。肌肉在运动中变得发达有力，骨骼在运动中变得坚强和结实，从而促进全身健康，健康的最终目标是提高所有人生命的预期值，就是人类的寿命。

二、运动与防病

（一）运动可预防心血管疾病

运动锻炼可提高心血管系统血液的输出量（特别是无氧运动，

如步行、慢跑、骑车、滑雪、打网球），增强心肌的收缩力，改善全身血液供给。全身的血管也在运动中得到有节奏的收缩和扩张，弹性增强，减少动脉硬化。虽然在运动中心脏为了使身体得到足够的血液供应，心跳加快，以便在单位时间搏出更多的血，但是当运动停止以后，心跳反而较正常为慢，而这种慢心率对健康长寿大有好处。再则运动需要消耗能量，促进脂肪的燃烧和利用，因而可避免肥胖和高脂血症，也就减少了心血管疾病的危险性。

（二）运动能防治糖尿病

有人说糖尿病是一种富贵病，其实糖尿病确实是由于缺乏运动引起的疾病，中国和美国等国家研究发现，即使中等程度的体力活动也可以防止 60% 的糖尿病病例发生。缺乏锻炼为什么会引发糖尿病呢？简单地说，运动可以刺激胰岛素的分泌，加速细胞对糖的氧化和利用。当肌肉缺乏运动锻炼时，便会抑制胰岛素的分泌，长久下去便会导致糖代谢的紊乱而诱发糖尿病。另外运动也加速脂肪的氧化，可降低得糖尿病的概率。已知糖尿病发病过程中，肥胖是一个重要原因。因为脂肪也是一种内分泌腺体，脂肪细胞尤其是大脂肪细胞能分泌一种脂抑胰岛素，可降低胰岛素的活性，从而使细胞不能更好地利用糖。

中医对糖尿病的认识与西医有一定的区别，中医认为西医诊断的糖尿病相似于中医所讲的"消渴病"，三消之症指吃得多，喝得多，尿得多，二者相似。中医认为消渴分上、中、下三消，上消指"饮而不止渴"，中消指"食而不止饥"，下消是指"尿浑浊而不止"，与肺、脾、肾三脏都有关，主要是肾阴不足。运动尤其是散步式的走路对糖尿病有一定的治疗作用。10 年前我见一位文化局的毛局长，因糖尿病长期注射胰岛素，每日 2 次，后坚持走路一年，停掉了胰岛素，生活也正常。我听了这位局长的体会，促使我开始走路，每天 5 公里以上，免受了痛风、糖尿病等疾病的困扰。

（三）运动能抗肿瘤防癌

"运动运动，癌症难碰"，运动可以使人吸入的氧量增加，防止癌症的发生。多流汗水能把体内的铅、锶、铍等致癌物质排出体外，随着体质的增强，提高人体制造白细胞的能力，战胜癌细胞。随着血液循环的加快，体内少量的癌细胞如同湍流中的小沙子一样不易停留和扩散。

我曾遇一个因胃癌在手术台上连切三次，因仍有癌细胞最后就全切的病号，奇特的是他并未像日常所见没有胃的人在食道和肠子之间装一助消化的圆球体，而是安一根管子。此人请我给他开一处方，我询问后感到十分震惊，我说："我该向您请教，以何种方法还能健在至今。"他说他每天练气功，已坚持十几年，饭量虽少但每日按时进食。运动如此神妙，使我感到十分惊讶。

实践证明，坚持不同的运动，对各种疾病的康复都有不同程度的益处，如高血压、动脉硬化、慢性支气管炎、肺气肿、肺结核、哮喘、慢性便秘、胃肠溃疡、胃与肾脏下垂、糖尿病、肥胖、神经衰弱、脑性癫痫、脑震荡后遗症、腰腿疼、颈椎病、肩周炎、关节炎、骨质增生、骨伤后功能恢复、盆腔炎、痛经、子宫位置异常等等。

（四）运动能健脑防衰老

锻炼有增强记忆力，活跃思维的功效，美国加利福尼亚大学一位神经学教授发表过一篇论文，他对近 6000 个 65 岁以上的妇女进行了脑功能状况的 8 年跟踪测试，发现经常锻炼的人，出现记忆力减退的可能性最小。加利福尼亚大学脑老化和迟钝研究所的研究表明，锻炼可以直接对脑产生影响。锻炼可以增加"脑活性神经因子"的成分，这种物质能促进神经轴突的生长，而且能够提高脑细胞抑制氧化物和毒素的能力。

脑力劳动与身心健康是密不可分的，从事科学研究、实验、文艺创作、编撰编辑、电脑操作、书画书法、教育理论研究、行政管理等脑力劳动者多长寿之人。有一位哲人说过："数学运算是大脑体操"，此言甚是，大脑早衰的人很难说其健康。"脑越动越灵，身越动越勤"；"若要长寿勤用脑，颐养天年贵在勤"，大脑同样受"用进废退"规律的支配。

三、中医传统练功重视"精气神"

几千年来中医主张练功养生，从华佗的"五禽戏"到易筋经、太极拳、气功，以及近20年的各种保健操，都重视"精气神"的锻炼。养生家常说："天有三宝：日、月、星；地有三宝：水、火、风；人有三宝：精、气、神"，古人把精、气、神看作人体三种最宝贵的物质。

"精气神"是一个统一的整体，三者相互作用而关系密切，"精"是基础，"神"为主宰，"气"是动力。三者的转化，是通过人体"气化"作用实现的，所以精满则气旺，气旺则神足，神足则精力充沛，身体壮实。坚持合理的运动使精足，神旺，气动，则能延年益寿。所以养生家很注意精气神的摄养和锻炼。

四、运动与健康

1992年世界卫生组织提出：最好的运动是步行。徒步运动是健身强体最有效的方式。"人老先从腿上老"，就是说腿脚不灵便是衰老的标志。"饭后百步走，活到九十九"，提示人们徒步有益。徒步行走对人体的内脏功能、神经功能、运动器官都是有效的锻炼，日久天长可却病延年。经常走路对老年人尤为重要，在欧美步行运动和徒步旅游已经日益成为现代人的生活时尚。适量的运动必须持之以恒，不要工作忙起来就什么都忘了，上下楼也是最好的锻炼，这是一种强迫运动。坚持有空就自觉按按脚，摩摩腿，拍拍手，揉揉肩，捏捏耳，掐掐腰，叩叩齿，梳梳头，洗洗脸，只要坚持，对健康就会有好处。现在台湾有一个活动叫"万人万步万元"，要一万多个人来参加这个活动，每日要走一万步，设一个万元大奖，大家可以参加这个抽奖活动，鼓励大家多运动。人的正常心率是 72 次以下，有可能是在 70～80 次/分钟的范围，如果你想对心脏有好处，坚持走路可以减少你将来患心脏病的概率。要对心肺功能有影响，首先你每天要让心率达到比较高的水平，到 120～130 次，持续时间大概在 10 分钟以上，这样对心脏很有好处，这就是运动的好处。

《易经·乾》曰："天行健"，是说天体在不停地运动，大自然永远在动，倘若有一秒钟不动，那整个宇宙就会毁灭。人的生命一同此理。"天人相应"，天天坚持走路和各种体能锻炼，坚持不断的运动，正是遵循着"天行健"的规律。只有经常运动，锻炼身体，才能增强体质，减少和防止疾病的发生，拥有健康的身心。

随着社会文化的发展，健康的地位和价值也在提高。世界卫生组织肯定健康是人类的一项基本权利，标志着健康价值的提升。目前的健康水准，已经成为衡量一个人或者一个国家社会文化水准的重要标尺。

什么是健康呢？长期以来，人们把健康理解成没有疾病，远离疾病，远离身体虚弱。真正意义上的健康，应该是一种确保高质量生活的最佳身心状态，一种高质量的感觉和生活方式，并且能对社会做出贡献，这就是健康。健康不仅仅是没有疾病，还有精神、社会、智力、身体多方面的健康。健康的要素，包括精神、环境、社会、智力、身体。他必须理解生活目的，有崇高的精神信仰，有个人生活的价值观，健康的个体，具有和谐的人际关系，还有理解自身社会环境的能力，并且有稳定的情绪。这个稳定的情绪可以有正常的生活、人际关系，调节工作环境带来的压力，有稳定的情绪，并且应该不断地学习、勤思考，同时坚持适当的体力运动，这样才能促进健康。

五、运动、劳动与疲劳的关系

运动、劳动与疲劳三者性质不同，相互关系也不一样。

运动，是保证和促进身体健康的一种手段，包括散步、慢跑，各类保健操、各类球类、爬山、射箭等等。

正常的劳动，是人类生活不可少的作业课程，它是保证生活，创造财富的唯一手段。往往勤劳动，勤动脑的人健康长寿者多，东汉医学家华佗说："人身益勤，劳则谷气消，血气流通，凡人能寡欲而时劳其身，运其手足，毋安作一处，则气血不滞。"自古以来民间留下了大量的劳动养生保健谚语，如："懒惰为万祸之根，劳动是健康之本""人欲劳其行，百病不能生""只要多劳动，病魔不染身""懒人多病，劳动长寿""锄头能壮筋骨，汗水能消病痛""勤劳动，多锻炼，百病不生身体健"。劳动不能代替运动，其性质"动"有差不多的地方，实际上区别很大。劳动包括脑力劳动和体力劳动。体力劳动有无数种，搬运工需两肩劳动，三轮车工依赖腿脚，而纺织工人则两手最重要，因此体力劳动者会有肌体的部分发达，对另一部分造成功能协调障碍，甚至发生疾病。现代久坐在电脑旁边工作的人，既是体力劳动不停按键盘，寻找各种项目，又是脑力劳动，反复思考问题，还会遭受辐射。码头工人多患腰肌劳损，长期站立劳动的工人易发生下肢静脉曲张。长期坐着劳动的工人，多发生肛门静脉曲张，易患痔疮。电脑给许多人带来了现代电脑病，头晕、耳鸣、面色黄、少见阳光气不足。很多疾病与劳动的方式有关，尤其是脑力劳动者脑子里整日思考所负担的工作，中枢神经长期处于紧张状态，而身体其他部分则松弛无所作为，以至于功能减弱，而产生疾病。现在一些职业病就是如此。《素问·宣明五气》说："久卧伤气，久坐伤肉……"人不仅要懂得必须劳动，也应知道劳动造成偏疾。怎样使人体机体得到适应的活动呢？这必须用运动来调节，脑力劳动者更需要以劳动来调节他们的气血骨筋肉活动，这就是保护性活动的最好方式。

疲劳是在连续劳动工作（或者剧烈运动）后机体支持能力下降的一种状态，表现如精力不振，反应迟钝，动作不协调等。如果长期处于疲劳状态，得不到适当的休息，疲劳就会累积而产生过度疲劳。严重时，中枢神经系统和各脏器组织的机能都会出现失调现象，从而产生疾病。因此及时消除疲劳是十分重要的。消除疲劳的重要手段是适当休息，一种方式是静止的休息，如睡眠；一种是活动性休息，用转换活动方式来消除疲劳，脑力劳动后进行一些体力劳动，上肢运动转换下肢运动，使后一种运动所产生的兴奋抑制前一种运动产生的兴奋，使前者引起兴奋的脑细胞得到休息。

如果睡眠和转换生活方式仍不能解除疲劳，建议请求医生给予药物治疗一段时间。本人多年研究"抗疲劳"的问题，也发明了药，并取得国家专利，主要采取补肾健脾的治疗原则，"脾虚"是疲劳的主要原因之一，疲劳可以通过补脾而康健。

运动可以给人带来健康和幸福，只要持之以恒，寒暑不辍，久而久之便养成良好习惯，成为日常生活中不可缺少的一课。人体本能就具备了"生物钟"，当运动成规律的时候，这个"钟"就会到时候来"唤"你。成了习惯，偶尔中断就会觉得身体不舒坦，就好像失去了什么似的，吃不好饭，睡不好觉，精神困倦，肢体乏力，好像有烟瘾的人一样，因而有人说"运动成瘾"。这是错误的，具有运动素养的人，由于长期坚持运动，得其实惠，突然中断，脏腑缺乏氧气，机体血液缺乏养料，故精神疲劳，肢体乏力。有专家说："吃饭，睡觉，也能成瘾"，这确实是滑稽之谈。"瘾"应是对身体有害的食物和不良的习惯，人们一味追求，甚至无法逃脱，或者眷恋不舍，才能成瘾，如嗜酒，贪酒，打牌，赌博。从"瘾"字看，病字头，一个隐，说明"瘾"是一种隐性病态。瘾绝不是好习惯，而运动和写字、读书、弹琴、喝茶是良好的习惯。

我自幼喜爱运动，年轻时跑步、打篮球，几乎没有间断，中年后每天骑自行车上下班十几公里轻松完成，进入老年每天坚持早上"练功十八法"保健操，然后步行上下班，每天坚持 5 公里以上。偶尔因出差在外暂停几天运动就会感到全身不舒服，困乏疲劳，尽快恢复以往的运动后一切亦正常了。正因为坚持运动，使我这个快七十岁的人仍然精神饱满，头脑清醒，工作劲头从不松懈。

六、"练功十八法"医疗保健操的推广

作者有幸参加国家中医药管理局 1989 年在上海中医文献馆举办的全国县级中医医院院长培训班，该班请上海著名中医推拿骨伤专家庄元明先生亲自教授了他自己创编的"练功十八法"。学习后当年就在我们石河子市中医医院推广，至今已经 25 年了。"练功十八法"顾名思义共有十八种功法，包括前十八法、后十八法和续十八法。庄元明先生继承中医传统的"导引术""吐纳功""按摩术"等体育疗法，在实践中针对颈、肩、腰腿疼等慢性病的病因、病理特征，糅合自己的推拿方法来设计动作。每一节都有特有的动作、主要活动部位和锻炼要求以及适应证。庄元明及其子庄建申将"练功十八法"总结为四十八字诀：针对需要，乐观锻炼，缓慢连贯，配合呼吸，动作正确，幅度要大，强调内劲，得气为要，活动适量，逐渐提高，防病治病，贵在坚持。我院职工在长期的训练中深感"练功十八法"强身健体的好处，在传统悦耳轻松的音乐配合下，每天做完 54 节"练功十八法"医疗保健操，犹如度过半个小

时的甜蜜生活。我院已把将定为"院操",多次进行各种形式的比赛推广,并广泛在全院乃至石河子市推广此保健操,有力地提高了锻炼者的身体素质。我经常往来于国内外,每日坚持在手机下载的"练功十八法"音乐声中锻炼。我以亲身感受向世界推广"练功十八法",该保健操上海声像出版社已出版发行 DVD。

我将"练功十八法"的五十四节各节的命名附于后,从每节的名字就可以看出其特有的动作特点。

前十八法

第一节颈项争力	第二节左右开弓	第三节双手伸展
第四节开阔胸怀	第五节展翅飞翔	第六节铁臂单提
第七节双手托天	第八节转腰推掌	第九节叉腰旋转
第十节展臂弯腰	第十一节弓步插掌	第十二节双手攀足
第十三节左右转膝	第十四节仆步转体	第十五节俯蹲伸腿
第十六节扶膝托掌	第十七节胸前抱膝	第十八节雄关漫步

前十八法中又分三套,第一节至第六节主要是防治颈肩痛的练功法,常用于颈部扭伤、颈椎综合征、漏肩风等。现在的颈椎病人非常适合练此功。第二套为第七节至第十二节,主要是诊治腰背痛的练习法,俗语说"十人九腰痛",包括腰扭伤、腰肌劳损、风寒湿腰痛、腰椎间盘突出,临床所见的大量肾虚腰痛患者,此练功法也适用。第三套为第十三节至十八节,主要是防治臀腿疼练习法,针对梨状肌损伤综合征、臀上皮神经损伤、腰椎间盘突出而设计。

从前十八法的名字分析,这三套功法可以训练颈项、双手、双臂、双肩、胸怀、腰膝、双腿、双脚等部位,其所指动作用词十分确切,如"争力""开弓""伸展""开阔""飞翔""单提""托天""旋转""仆步""俯蹲"。仅对双手的锻炼就有"推掌""插掌""托掌"之别,腰部锻炼又分"转腰""叉腰""弯腰",仅一个膝部就以"转膝""扶膝""抱膝"来区别动作之异。庄氏父子的这一科学命名，明确练功的部位所在，功法不同，动作所到，疗效相应。

后十八法

第一节马步推掌　　第二节歇步推掌　　第三节上下疏通

第四节转体回头　　第五节左右蹬腿　　第六节四面踢毽

第七节四面推掌　　第八节拉弓射箭　　第九节伸臂转腕

第十节前后展臂　　第十一节马步冲拳　第十二节松臂转腰

第十三节摩面揉谷　第十四节按摩胸腹　第十五节梳头转腰

第十六节托掌提膝　第十七节转腰俯仰　第十八节展臂舒胸

后十八法又分三套，第四套为第一节至第六节，主要是防治四肢关节痛的练功法，针对慢性风湿性关节炎、类风湿性关节炎、骨关节炎、慢性损伤性关节炎等设计。第五套是第七节至第十二节，主要是防治腱鞘炎的练功法，是针对肌腱、腱鞘解剖上的特点，腱鞘炎的病理变化，滑利肌腱，促进"气滞血凝"的消除，无菌炎症逐步消退，解除腱鞘粘连等情况而设计的。第六套是第十三节至十八节，是防治内脏功能紊乱的练习功法，是针对高血压、冠心病、胃肠功能紊乱、神经官能症而设计的。

后十八法的各节命名同前十八法一样，动作用词十分确切，而且方向性很明确，如："上下疏通""左右蹬腿""四面踢毽""前后展臂"等，以"上下""左右""四面""前后"概括所练之功的范围，以"踢毽""拉弓射箭""马步推掌""冲拳"等比喻练功的力度。

后十八法从头至手，从手至胸腹，从胸至腰膝，比前十八法又进一步深层次地练功，从上至下，从外至内循序渐进，步步深入，长此练习四肢百骸五脏六腑都能受益。

续十八法

第一节自然呼气　　第二节呼吸练气　　第三节亮翅吸气

第四节下蹲吐气　　第五节按摩理气　　第六节摩面暖气

第七节擦颈平气　　第八节推颈缓气　　第九节拍胸松气

第十节提臂宽气　　第十一节开胸顺气　　第十二节看手运气

第十三节上下通气　　第十四节转腰舒气　　第十五节俯仰补气

第十六节仆步壮气　　第十七节锻炼正气　　第十八节踏步行气

前后十八法实践多年，后庄远明、庄建申父子又发明了续十八法。这续十八法每节都与"气"有关："呼气""练气""吸气""吐气""理气""暖气""平气""缓气""松气""宽气""顺气""运气""通气""舒气""补气""壮气""正气""行气"。这套功法与祖国中医理论对"气"的认识以及临床上对"气"的应用十分相似。我院开展"续十八法"训练一年后颇有感触。

春秋战国时期的唯物主义哲学家就认为"气"是构成世界的基本物质，宇宙间的一切事物都是由气的运动变化而产生的。中医认为气是构成人体的基本物质，《素问·宝命全形论》说："人以天地之气生，四时之法成"；"天地合气，命之曰人"，这就是说人是自然界的产物，也就是"天地之气"的产物。气又是维持人的生命活动的最基本的物质。《难经·八难》说："气者，人之根本也。"张景岳说："人之有生，全赖此气"。人身之气若不能正常运行就会生病，中医常说"百病生于一气也"，可见气对人体的生存多么重要，续十八法囊括了对气机所有的防治方法，作为中医工作者看后十分亲切，练后十分愉快。

笔者坚持练功十八法二十多年，深感此功之好处，由于三年自然灾害等多种原因，我20多岁就有弯腰驼背的现象，经练功十八法等运动，40多岁后不仅背直腰正，而且至今身躯挺直，十分感叹。

第六讲　夜寐能安的睡眠养生

经典之说：

卫气昼日行于阳，夜半则行于阴，阴者主夜，夜者主卧；……阳气尽阴气盛，则目瞑，阴气尽而阳气盛，盛则寤矣。

——《灵枢·口问》

睡眠是一切精力的源泉，是病患者的灵药。

——莎士比亚

第六讲 夜寐能安的睡眠养生

人的一生有三分之一的时间是在睡眠中度过的，好的睡眠习惯对恢复体力，增强智慧，保证健康非常重要。科学研究表明，睡眠还是提高身体免疫机能一个重要过程。充足的睡眠，特别是深沉、酣甜、少梦的睡眠，对人的脑力、体力、精力恢复十分有利。

睡眠是生活中一件大事，睡个好觉，感到神清气爽，充满活力，学习、工作和生活都充满生机。觉没有睡好会让人感到无精打采，食而无味，神不守舍。想睡个好觉是所有人的愿望，怎样睡觉才能有利于健康呢？

一、睡眠与睡眠养生

睡眠是人体正常的生理需求，对人的生命是必不可少的，人不能没有睡眠，有人认为"睡眠是天然的补药"。睡眠是大脑暂时休息过程，是保护性抑制。

人的一生，清醒和睡眠就像白天和黑夜一样交替进行，构成了生活的基本规律，这种周期性节律一旦终止，生命也就结束了。古人云："眠食二者为养生之要务。""能眠者，能食，能长生。"莎士比亚曾写道："睡眠是一切精力的源泉，是病患者的灵药"。在中世纪有一种刑罚叫"不准入睡"，据说有一个法国人被国王判处死刑，处死的方法就是不准入睡，当稍有睡意就被看守用酷刑折磨醒，临死时这个人说："情缘早死也不愿受这样的痛苦"，故睡眠被称为人和动物的救星。没有适当的睡眠就无法维持生命活动，因此睡眠就是生命活动的必需，故有"不求仙方觅睡方"。

睡眠养生就是根据宇宙自然与人体生命变化的规律，遵循科学合理的睡眠方法和措施，调整机体功能，恢复正常体力，养护人的精神以保证睡眠质量，从而起到防病治病、强身益寿的目的。

二、中医对睡眠的论述

中医学认为睡眠是人体阴阳自我调节的一种表现。睡眠为心神所主，是阴阳气自然而有规律转化的结果。心神是睡眠与觉醒的主宰。昼夜阴阳消长决定人体寤寐。寤与寐是以形体动静为主要特征，神静则寐，神动则寤。《灵枢·口问》指出："卫气昼日行于阳，夜半则行于阴，阴者主夜，夜者主卧；阳者主上，阴者主下，故阴气积于下，阳气未尽，阳引而上，阴引而下，阴阳相引，故数欠。阳气尽阴气盛，则目瞑，阴气尽而阳气盛，盛则寤矣。"该段经文对阴盛则寐，阳盛则寤，从阴阳学说给予解释。

《灵枢·营卫生会》指出："阴阳相贯，如环无端。卫气行于阴二十五度，行于阳二十五度，分为昼夜，故气至阳而起，至阴而止。壮者之气血盛，其肌肉滑，气道通，营卫之行，不失其常，故昼精而夜瞑。老者之气血衰，其肌肉枯，气道涩，五脏之气相搏，其营气衰少而卫气内伐，故昼不精，夜不瞑。"此段经文论述人为什么昼精而夜瞑，认为营卫运行是睡眠的基础。

三、睡眠与健康长寿

（一）合理的睡眠时间

睡眠的时间因人而异，不同年龄也不一样。年龄越小睡眠时间越多，随着年龄的增长睡眠会逐渐减少。一个人并非每夜一定睡七八个小时，合理的睡眠应以能解除疲劳，保持精神愉快，能很好地进行一天的学习工作为标准。如果对睡眠量过分计较，常为少睡半小时而心神不宁，对于"睡个好觉"只能是有害无益。人一夜要睡几个小时，有人认为一夜要睡八个小时，有人认为七个小时，其实睡觉的时间多少因人而异，如有人要睡八九个小时才能精力充沛，而有人只需五六个小时。据说拿破仑每夜只睡三小时就够了，而德国诗人歌德有时竟连续睡 24 小时，睡眠时间应因人而异，根据具体情况灵活对待。

充分的睡眠是身体第一大补要务。有人认为最佳睡眠时间是亥时（21 点~23 点）至寅时（3 点~5 点），即晚上 9 点睡下，早上 5 点起床。亥时三焦经当令，三焦通百脉，此时进入睡眠状态百脉可以休养生息，可使人一生无大疾。睡得太晚耗杀阳气，起得太晚封杀阳气，这叫"双杀"。

人的睡眠时间与寿命有密切关系，专家认为，习惯性不足 6 小时为"短睡"，9 小时为"长睡"，多睡少睡都不利。据美国癌症协会调查表明：平均睡眠 7.5 小时的人寿命最长，长寿者睡眠最好。平均睡眠每天不足 4 小时的人，死亡率是前者的 2 倍；平均每天睡眠在 10 小时以上，百分之百短命，因心脏病死亡的比率高 1 倍，因中风死亡的比率则高 35 倍。

睡眠也有"黄金分割点"，一天白昼 24 小时，最理想的睡眠时间是夜晚 12 小时 ×0.618，接近 7.5 小时。

（二）适宜的睡眠环境

环境对睡眠的影响显而易见，很难想象喧闹嘈杂的环境能够使人很快进入梦乡。要想有一个良好的睡眠，要注意睡前散步，有合适的环境、清净的卧室和舒适的卧具。通风是卧室的一个重要条件，因为新鲜的空气比什么都重要。有些地方大环境难改变，小环境还是大有作为的，睡觉前都应开窗通气。睡眠区的光线要暗，卧室应用厚的窗帘或百叶窗隔绝室外的光线，室外有噪音，睡觉要关窗，选择一张舒适的床，一般以软硬适中的棕垫床或软木板床的褥子为宜，符合人体科学的枕头，软硬适中，冬暖夏凉。

（三）合适的睡眠姿势

人的心脏位置偏左，因此健康的人睡眠最好不要采用左侧位；仰卧睡眠时，手也不要置于胸前，这样可以避免心脏压迫而做噩梦；侧位睡觉时要防止枕头压迫腮腺引起流涎。对于一个健康人来说，睡眠的最好体位应该是右侧位或正平仰卧位，这样既不会压迫心脏，又利于四肢机体的放松休息。但对于病人来说，睡眠的最佳体位视病情和疾病类型而定。

（四）良好的睡眠习惯

晚餐不要吃得太饱或空腹睡觉，这几种情况都会影响人的睡眠，临睡前吃点奶制品或喝杯牛奶有助于睡眠，睡前忌饮大量含酒精的饮料包括啤酒及其他酒类，虽然能使人入睡，但会影响睡眠质量，当酒精的安神功效过后你就会立刻醒过来。此外含咖啡因的饮料，如咖啡、茶、可乐饮料及巧克力，因对人的大脑能产生兴奋作用，睡前最好不要饮用。

睡前应避免从事刺激性的工作和娱乐，也不要从事过分紧张的脑力劳动。做些能松弛身心的活动，如洗个热水澡，读些消遣性的书刊、报纸，看看轻松的电视节目，听听柔和抒情的音乐，对人尽快入睡大有好处。

无论每晚的睡眠还是白天的小睡，都要尽量保持在同一个时间上床和起床，节假日也不例外，要进行有规律的适度活动。形成习惯以后人就会按时入睡，青少年养成良好的睡眠习惯是最重要的，生物钟是不能轻易破坏的，千万不要在星期六、星期天晚上不睡，白天不起，破坏自己的生物钟。坚持有规律的作息，睡前不要猛吃猛喝，睡前远离咖啡和尼古丁。下午锻炼是帮助睡眠的最佳时间，睡前洗一个热水澡有助于放松肌肉，可以睡得更好。

（五）舒适的就寝床铺

床以高低适度以略高于就寝者着膝盖水平为好，成人的床一般为0.5米左右。床宜宽大，中国的传统习惯床铺长于就寝者0.2～0.3米，宽于就寝者0.4～0.5米，美国的床一般都较宽大，值得借鉴。摆放床的位置也要十分注意，而更重要的是不要让床成为你学习、工作的场所。躺在床上看书看报，或谈些兴奋性的话题，会削弱床与睡眠的相互关系，有人床上放不少书，经常躺着看书。一个良好的睡眠者，往往是"头一挨着枕头就能睡"，这是因为他长期以来只让床发挥单一睡眠功能的结果，以至于形成条件反射。如有人笑言：你给我一个好枕头，我可以睡一个世纪。

（六）养生养心"子午觉"

"宁舍一顿饭，不舍子午觉"。"子午觉"是古人睡眠养生法之一，就是每天子时与午时都应睡觉。子午觉的原则就是：子时大睡，午时小憩。夜晚应在子时（23点至次日1点）以前上床，在子时进入最佳睡眠状态，最能养阴，睡眠效果更好。23点～2点是深睡眠时间，是人体内细胞分裂于新生最活跃的时间，也是人体内分泌异常活跃时期。如果这3个小时睡好了，第二天一定精神焕发。而午觉只需在午时（11点～13点）休息30分钟到1小时即可。此时不睡觉，细胞的新陈代谢受到影响，人就会加速衰老。老年人睡好子午觉可以降低心脑血管疾病的发病率，有防病保健意义。

《黄帝内经》认为子时是人体精气"合阴"的时候，此为阴阳大会、水火交泰之际，是一天中阴气最盛，阳气衰弱之时，最能养阴。"阳气尽则卧"也是睡眠最佳时期，此时睡眠可以起到事半功倍的效果。但是如果这个时候熬夜，则会使肝胆得不到充分休息。

午时是人体精气"合阳"的时候，此时阳气最盛，阴气衰弱，"阴气尽则寐"有利于养阳，所以午时也应睡觉。不过此时是"合阳"时间，阳气盛，通常工作效率最高，故午休以"小憩"为主，午睡时间太长影响晚上睡眠。

人们如果能做到以上诸条所言，就能消除疲劳，恢复体力，保护大脑，恢复精力，增强免疫力，康复机体，延缓衰老，有利长寿。

四、中医对于失眠的论述与防治

失眠又称不寐，是指长时间睡眠不足或睡眠不熟。轻者难以按时入寐，或睡中易醒，时寐时醒。重者彻夜不眠。失眠在临床上可以单独出现，但大多与心悸、健忘、眩晕等病症同时出现。

《黄帝内经》早有"不得卧""不得眠""卧不安""目不瞑"等记载，并认为其病机在于胃气不和与阳盛不入于阴。《素问·逆调论》云："胃不和则卧不安。"《灵枢·大惑论》曰："卫气不得入于阴，常留于阳，留于阳则阳气满，阳气满则阳跷盛，不得入于阴则阴气虚，故目不瞑矣"，制半夏秫米汤治之。《金匮要略·血痹虚劳病》有"虚劳虚烦不得眠，酸枣仁汤主之"的记载。《景岳全书·不寐》对病机做了高度的概括："不寐证虽病有不一，然惟之邪正二字则尽之矣，盖寐本于阴，神其主也，神安则寐，神不安则不寐，其所以不安者，一由邪气之扰，一由营气之不足耳。有邪者多实证，无邪者皆虚"。清《石室秘录·本治法》言："人病心惊不安，或夜卧不睡者，人以为心之病也，谁知非心病也，肾病也……欲安心者，当治肾。"强调治肾的重要性，有一定的实践意义。

中医认为失眠的病因有以下几条：

1. 思虑太过，劳逸失调。思虑太过则伤心脾，劳倦太过亦伤脾气，过逸少动则气机失畅，皆致脾运失健，气血生化乏源，不能上举养心，以致心神失养而失眠。

2. 素质不强，病后体虚。因先天不足，后天失调，或病后体虚，年老体衰等原因，导致心、脾、肾、肝亏虚，气血衰少不能养心，或阴虚火旺，心神不宁，皆导致失眠。

3. 惊恐、郁怒。暴受惊恐，情绪紧张，终日惕惕，渐致心虚胆怯而不寐。若郁怒伤肝，肝郁化火，上扰心神亦导致失眠，临床也常见心胆气虚，遇事易惊，夜多恶梦，虚烦不得眠。

4. 饮食不节，嗜食辛辣炙煿，肥腻生冷，宿食停滞，酿生痰热，胃气不和，痰热上扰，致成失眠。

以上病因所致病理变化大多为阴阳失交，虚者多为心失所养，实者多为邪扰心神。

现代由于多种原因，失眠的病人常多见，根据发病的病因、病机、病症，中医辨证论治，疗效可靠。

失眠的辨证应审其邪正虚实，虚证为气血亏虚，不能养心，治之以补气养血；阴虚火旺，心神不宁当滋阴降火，以安心神。实证多为痰热上扰，治以清热化痰；肝郁化火，当疏肝泄热。如见虚实夹杂，应兼顾调治，根据心神不安的病理特征，不管何种失眠，均酌配安神宁心之品。

上述辨证论治仅指一般的失眠。顽固性失眠，他病兼有较重失眠者不要轻易服用安定之药或看书对病，应请医师综合分析辨病施治。

有人认为"三十年前睡不醒，三十年后睡不着"，这种论点是不符合实际的。健康的中年人和老年人均需要充分的睡眠，否则就是病态。一般认为失眠有两种情况，一种是病理性失眠，因为各种各样的病可以影响睡眠；另一类是劳累或思考过度，情绪不佳影响睡眠。特别是脑力劳动者，因大脑过度兴奋，一时安静不下来，或有不良的睡眠习惯，难以纠正过来。现在由于社会发展较快，高科技高速度，人们工作压力大，加之现代生活的许多弊端，"失眠"的人很多，中医的治疗方法也较多，现举几种简单的防治方法以供参考。

1. 用气功的办法，强迫性地"意沉丹田"，集中思想至肚脐下的"丹田"处，也可数数逐步入睡。

2. 回忆你曾去过的环境非常优美的旅游地区，尤其是大海，颇易入睡。

3. 从早至晚安排紧张而有序的作息时间，白天充分兴奋，夜晚方可抑制入睡。

4. 睡前小动，如古人云："入睡时行，绕室千步，始就枕。""盖思则神劳，劳则思息，动机而求精"，小动而后寐。

5. 食醋一汤匙，倒入一杯开水中饮之，可以催眠入睡，并睡得香甜。

6. 经常失眠者，用莲子肉、桂圆肉、百合配粟米熬粥，有令人入睡的疗效。

7. 心虚多汗失眠者，用猪心一个切开，装入党参、当归各25g，或拌茯苓25g同蒸熟，吃猪心并喝汤。

8. 临睡前吃苹果一个，或在床头柜上放一个剥开皮或切开的柑橘，让失眠者吸闻其芳香气味，可以镇静中枢神经，帮助入睡。

9. 平躺按压一下治疗失眠的穴位，如神门穴、左右各100～200次，或前合谷穴，均有益于睡眠。

第七讲　和谐调控的情志养生

经典之说：

心者，君主之官也，神明出焉。肺者，相傅之官也，治节出焉。肝者，将军之官，谋虑出焉。胆者，中正之官，决断出焉。膻中者，臣使之官，喜乐出焉。脾胃者，仓廪之官，五味出焉。大肠者，传导之官，变化出焉。小肠者，受盛之官，化物出焉。肾者，作强之官，技巧出焉。三焦者，决渎之官，水道出焉。膀胱者，州都之官，津液藏焉，气化则能出矣。凡此十二官者，不得相失也。故主明则下安，以此养生则寿，殁世不殆，以为天下则大昌。主不明则十二官危，使道闭塞而不通，形乃大伤，以此养生则殃，以为天下者，其宗大危，戒之戒之。

——《黄帝内经·素问·灵兰秘典论》

第七讲　和谐调控的情志养生

一、情志与情志养生

"情"与"志"："情"就是情绪、情欲、感情、情怀、情意、友情、亲情、心情，等等；"志"就是志向、志愿、意向、意志、动机、理想、志趣，等等，中医更有五志之说。情志是人们有意识或无意识的心理活动。有的与先天遗传有关，有的与后天培养相连，是人们由于多种原因自觉或不自觉地对外界事物主观感受的情态反应。情志的好与坏，情态的常与异，直接影响着人们的身心健康。笔者认为作为人，第一珍贵的是生命，第二是健康，第三是好心情。情志是人类日常生活中生态的反应，情志安宁，无疑对身体健康有帮助，如果情绪反常，会给精神带来紧张和不安，特别是老年人精神容易冲动，不允许有任何不适意的刺激，哪怕一点微小的刺激，也许会造成不应有的不安和痛苦，甚至引发疾病。

情志养生是根据《黄帝内经》养生圣典原则，经历代医家不断完善并创新的一种经典的心理养生保健方法。它不仅应用于临床医学中，而且广泛地应用于日常生活中。现代康复医学和健康医学教育，以及各类养生论坛，都继承和发扬这一传统的养生思想和方法。

二、乐观愉快者长寿

乐观的心情、愉快的态度是人们养生的最佳心境，乐观标志心情快乐，对生活抱有信心。乐观快乐使人们内心处于一种平衡恬静的心态，没有心理矛盾和冲突，没有精神压力和障碍。乐观愉快能使人内心处于高兴、愉快和满意之中。在日常生活中善待自己善待他人，无论天南海北都能尽快地适应当地的环境和生活，正如古人云："安居乐业而不惰，知足常乐而不奢，乐知天命而无忧，助人为乐而无私"。因此乐观愉快是心理健康的一个重要标志，是修身养性的最佳心境。

乐观愉快是对待生活的积极态度，是生命活动的动力，是人生追求的希望。有了乐观愉快的心态就能克服一切困难，战胜多种病魔。中国历代的圣贤对乐观有不少的美言美语，如："有朋自远方来不亦乐乎"；"耽乐其事，不觉疲倦"；"智者乐水，仁者乐山"；"世态炎凉忧心，万事达观乐生"；"先天下之忧而忧，后天下之乐而乐"；等等。这些对乐观的论述，或乐观于人，或乐观于事，或乐观于人生，或乐观于天下。人们如果能有如此乐观愉快的心情，必然有利于生活，益于身心。

笔者耳闻目睹许多健康长寿的先辈，他们一般都能乐观面对人生，愉快面对生活。我国历代著名医家大多是长寿的楷模，如前章曾述的唐代名医孙思邈是历代医学大家健康长寿的典范。我国古代著名的思想家、教育家孔子，在当时那种艰苦的生活环境中能活到70多岁高龄实属古来稀，其长寿的原因令人回味。孔子有许多养生的论述和方法，心胸坦荡，精神舒畅，生活有规律，坚持体育锻炼，善于讲书奏乐唱歌，始终良好的乐观心态是最主要的几条原因。

陆游是我国历史上一位杰出的诗人，同时对养生颇有研究，除注意饮食宜忌，强调吐纳、导引、按摩、喜梳头和勤洗脚之外，十分重视情志调摄。陆游认为人们能够健康长寿的关键与重视情志调摄有关，他读书忘忧，从书中获得心理安慰而有益于健康。他自称"书痴"，"客来不怕笑书痴" "老人世间百念衰，惟好古书心未移"。他还曾说"治心无他法，要使百念空"，意思是人们要想不得情志病，必须不追求名利等个人的东西。他生性豁达，即使在穷困潦倒之际，亦浩歌不已。

1886 年出生的陈椿，在其 107 岁这一年，福建人民出版社为他出版了新著，书中谈到老人长寿的秘诀，概括起来八个字"乐生、乐业、乐善、乐天"。他说这"四乐"既是他为人的准则，又是他健康的秘诀。陈椿老翁尽管是超百岁的寿星，但貌似七八十岁年纪，脸色红润，耳不聋，眼不花，思路清晰，谈笑风生，精神矍铄，步履稳健，一言一行、一举一动，轻松敏捷，令人敬佩，何以得之呢？"四乐"所为也。

邓小平同志是中国当代历史乃至世界上最有影响力的代表人物，他的一生充满着传奇色彩，也给人们留下了最为宝贵的精神财富。他既是一位大智大勇的政治家、思想家、军事家，又是一位具有独特个性的养生家。他在中国人民心目中拥有特有的人格魅力和至高无上的尊严。邓小平同志终年 93 岁，是党和国家最高领导人中少有的长寿之人，是一位世纪老人。邓小平的丰功伟绩在中国乃至世界上众人皆知，他那独特的养生之道对后人也颇有启迪。他有坚定的信念、刚毅的性格，"三起三落"，从不气馁、消沉。他不畏艰苦，坚持锻炼，修身养性。他生活清贫，简单朴素，一日三餐极为简单。他德高望重，高瞻远瞩，为了党和国家利益辞去公职，顺利交接，完成历史使命，光荣退休后仍关心国家大事，散步活动，养精蓄锐，养花种树，陶冶心性，打牌下棋，调节生活乐趣，与儿孙辈们谈笑逗趣，享受天伦之乐。尤其是他虽沉默寡言但幽默妙语，不仅表明他善于面对人生，保持乐观愉快，而且给他人带来许多的愉悦。他主张少说实干，不讲空话、大话，更不讲假话。在邓小平的言论中广泛流传着他那十分幽默的"妙语绝句"。譬如"文革"中为了鼓励干部敢讲敢干，他曾讲过"三不怕"，即不怕打到，不怕老婆离婚，不怕杀头。又说"我是维吾尔族姑娘辫子多""黄猫黑猫抓住老鼠就是好猫"。这些比喻既形象生动又耐人寻味。为推进改革开放不受干扰乘胜前进，邓小平同志还发明了"不争论""摸着石头过河"等许多新名词，为一心一意搞建设，奋发努力求发展，开拓创新，加快步伐奔小康，奠定了思想理论基础。

邓小平同志生活中的幽默语言，言简意赅，形象生动，使人记忆深刻，充分体现了他真诚洒脱，高风亮节，心胸坦荡，无私无畏。幽默使人变得聪明，给人带来快乐。幽默更益于延年益寿，带来心态平和和健康。

以上所列的孙思邈、孔子、陆游、陈椿、邓小平，他们或是历史上的名人、伟人，或是跨世纪的老人，或是思想家、政治家、军事家，非凡人所能比。

我们新疆生产建设兵团有一批新中国成立前从国民党部队中起义的官兵，新中国成立后他们在共产党的领导下屯垦戍边，为边疆的建设呕心沥血，做出了突出贡献。我们美丽的石河子之所以有今天，他们是艰苦创业者之一，他们永远与"戈壁明珠"同在。这些普通的革命老人曾历经百战，许多人是从内地河南、陕西、甘肃等地边打仗边步行一年多进疆的。新中国成立后他们放下了武器，开始了自力更生丰衣足食的大生产，战天斗地，用双手一锄头一锄头地开荒，用双肩如牛一样拉犁耕地，用双腿在戈壁滩上努力开拓，使这里成为使人安居乐业的戈壁明珠。这些老人现在大多90岁左右，由于他们经常到我办的中医院治病，根据我与他们的交谈和对他们的了解，这些饱经风雨的老人大多是心情乐观愉快的人。旧社会的苦难磨炼了他们的意志，屯垦戍边的艰苦锻炼了他们的意志，"文化大革命"的风雨洗礼了他们的意志。他们经历如此多，使他们逐步具有了革命的乐观主义精神。"文革"中他们有许多人被戴"牛鬼蛇神"的帽子，游街、批斗。我父亲当年以"反动学术权威"的罪名与当时兵团142团的政委、参谋长、副团长（他们系起义军官）等人被关在一起，这些人面对连续的游街批斗坦然处之，心平气和地对待。他们彼此看着"战友"被戴上不同类型的高帽子，化装的不同鬼脸，谈笑风生，相互取笑逗乐，好像孩子在一块玩耍。我的父亲本是一个天性乐观的人，看到这些老革命如此对待苦难也深受感动，很快就融入他们在关押批斗中愉快应对的特殊生活中，这对我的父亲"文革"后几十年的快乐工作也是难得的一次实践演习。父亲经常给我们讲，一个人一定要知足常乐，要知道满足，不知道满足的人就没有良心，现在的生活是多么好啊，不能再有过高的欲望。他一辈子都是微笑着面对人生，有人称他为"老顽童"。他的微笑服务在石河子被传为佳话，他在治疗内、外、妇、儿的许多疑难杂病中，除了精湛可靠的技术外还有一个美好的精神疗法，一些忧郁型的病人哭着找其看病，治后笑着离开。他根据病人的不同情况，循循善诱，引导病人放下包袱，解除疑虑，战胜病魔。他的乐观精神启发和感动着病人，使病人真实认识到自己的病情，增强祛除病患的信心，精神上压倒所患病症，正气战胜邪气。

郑怀林先生在《世界传统医学保健学》中论述了许多怡情舒畅的方法，告诫人们如何怡情自乐，其中陶情九乐法很值得学习和推广：静坐乐，读书乐，赏花乐，赏月乐，观鱼乐，听鸟乐，狂歌乐，山水乐，琴舞乐。各人根据自身情况可选择某些快乐的方法陶情自养，怡心健身。

三、清心养神，还精补脑为上

《黄帝内经·素问·灵兰秘典论》曰："心者，君主之官也，神明出焉。肺者，相傅之官也，治节出焉。肝者，将军之官，谋虑出焉。胆者，中正之官，决断出焉。膻中者，臣使之官，喜乐出焉。脾胃者，仓廪之官，五味出焉。大肠者，传道之官，变化出焉。小肠者，受盛之官，化物出焉。肾者，作强之官，伎巧出焉。三焦者，决渎之官，水道出焉。膀胱者，州都之官，津液藏焉，气化则能出矣。凡此十二官者，不得相失也。故主明则下安，以此养生则寿，殁世不殆，以为天下则大昌。主不明则十二官危，使道闭塞而不通，形乃大伤，以此养生则殃，以为天下者，其宗大危，戒之戒之。"这是《黄帝内经》关于脏腑学说的最重要的论述之一。以十二官的职务及其相互关系做比喻来阐明人体十二个脏腑的主要功能及其关系，尤其突出了以心为最高君主，主管五脏六腑与人的情志的关系。"主明则下安""主不明则十二官危""凡此十二官者，不得相失也"，说明人体脏腑之间分工合作的相互协调关系，突出了人体内脏的整体性，奠定了中医学两大特点即整体观和辨证论治的基础。这一论述是《内经》又一养生观点。

笔者反复学习推敲这段经文的精华论述，字里行间内含着内脏与人的情志的密切关系，诸如"君主神明""相傅治节""将军谋虑""中正决断""臣使喜乐""作强伎巧"，这些都与精神思维有关。心是人体的最高领导，主宰全身精神意识思维活动；肺辅佐心君朝会百脉，调节一身之气；肝像有勇有谋的将军；胆好比一个不偏不倚的司法官，使人有正确的判断力；膻中（心包络）似心君身旁的内臣，传达心的喜乐；作用强力的肾，精巧多能。心、肺、肝、胆、心包络、肾这四脏二腑都分管一些精神意识活动，而脾、胃、小肠、大肠、三焦、膀胱这一脏五腑承担消化、吸收、输布、贮藏、气化、通调等功能，从某种意义上讲似乎有制造物质基础为精神服务之意。

《灵枢·本神》对精、神、魂、魄、心、意、志、思、智、虑做了精粹的论述："生之来谓之精，两精相搏谓之神，随神往来者谓之魂，并精而出入者谓之魄，所以任物者谓之心，心有所忆谓之意，意之所存谓之志，因志而存变谓之思，因思而远慕谓之虑，因虑而处物谓之智。故智者之养生也，必顺四时而适寒暑，和喜怒而安居处，节阴阳而调刚柔。如是，则僻邪不至，长生久视"。这段经文之意是说：阴阳两气相交形成生命的原始物质，叫作精；阴阳两精结合而产生的生命活动，叫作神；随从神气往来的精神活动，叫作魂；依附精气出入司器官活动的，叫作魄；担负感受事物进行分析的，叫作心；心里忆念而准备去做的，叫作意；主意已定而决心去做的，叫作志；为了实现志愿而反复思考，叫作思；深思远谋必生犹疑，叫作虑；考虑周密而对事物做出相应处理，叫作智。所以明智的人对于养生必定顺应着四时的时令，适应寒暑的不同变化，稳定情绪，不过喜过怒，安定居处，调节阴阳，刚柔相济，这样病邪就无从侵犯，而达到延长寿命，防治早衰的目的。《内经》中这些高明论述对于养生都有十分重要的指导意义。

以上养生论断把养心摄神作为养生保健的最高层次，认为心是人体的最高领导，主宰人的一切精神活动。《内经》所论述心的许多功能，如"心主身之血脉""心通于舌""心藏脉，脉舍神""心者，神之舍也""心者，君主之官也，神明出焉"，等等，实际上是大脑的功能。后来医学对人体的解剖研究证明，心脏与精神关系密切，但心脏不是精神的器官，精神的器官是大脑。后有"脑为元神之府""脑为精明之府"之论，实际上古代一些医家把心脑并论，心即脑为身之首，心即脑总众神也。

几千年来人们养生的实践证明，这些关于心神的论述，尤其是清心养神之道是良好的养生之法，能产生难以想象的祛病之效。现代科学也充分证明心安神定，心静怡神，专心至柔，抑耳静心，还精补脑，补脑修神，都是十分有效的养生措施。

四、七情过度而致病

(一) 为什么暴喜伤心

喜可使气血流通, 肌肉放松, 易于恢复身体疲劳。生活中, 人们也有 "笑一笑, 十年少" 的说法。但欢喜太过, 则会损伤心气。

《说岳全传》中牛皋活捉了金兀术, 因为过喜而丧生。因此, 在日常生活中一定要避免情绪过分激动, 不仅要防止 "气死人", 同时还要防止 "乐死人"。《素问·阴阳应象大论》说: "在脏为心……在志为喜", 这是说在五志之中, 喜为心志。喜, 一般是对外界信息的反应, 是属于良性的刺激, 有益于心主血脉等生理功能。故《素问·举痛论》说: "喜则气和志达, 营卫通利"。但是, 喜乐过度, 则又可使心神受伤, 心主神志的功能过亢, 则使人喜笑不止, 心主神志的功能不及, 则使人易悲。如《素问·调经论》所说: "神有余则笑不休, 神不足则悲"。此为中医认为喜而伤心的基本理论。

(二) 为什么过怒伤肝

人们非常生气时都有这样的体验, 左右两侧胁肋会隐隐作痛。其实, 这就是怒伤肝的表现。生活中, 与人吵架后, 有人会说 "气死我了" 之类的话, 殊不知怒则气上, 伤及肝而出现闷闷不乐、烦躁易怒、头昏目眩等症状, 亦是诱发高血压、冠心病、胃溃疡等疾病的重要原因。

《素问·举痛论》所说的 "百病生于气也", 就是针对情志所伤, 影响气机的调畅而言。肝在志为怒, 怒是人们在情绪激动时的一种情志变化, 对机体的生理活动来说一般属于一种不良的刺激, 可使气血上逆, 阳气升泄, 故《素问·举痛论》说: "怒则气逆, 甚则呕血及飧泄, 故气上矣。" 由于肝主疏泄, 阳气升发, 为肝之用，故说肝在志为怒。如大怒，势必造成肝的阳气升发太过，这就是"怒伤肝"的道理。有人对"生气"的问题总结了几条规律，有一定参考价值：经常自己找气生的人，即小心眼，如林黛玉，一般活 20~50 岁；经常受别人气的人叫佣人，一般活 50~60 岁；经常自我生气，也常气别人的人，叫俗人，如普通百姓，一般活 60~70 岁；经常让别人生气，自己却不太生气的人叫伟人，如毛泽东，一般活 80 岁左右；不论别人怎么气也能淡然处之的人叫高人，如朱德、邓小平，一般活 90 岁左右；从不气别人，自己也不生气的人是真人，如孙思邈、张学良，一般能活百岁或以上。

（三）为什么过忧伤肺

忧指忧愁而沉郁，表现为忧心忡忡，愁眉苦脸，整日长吁短叹，垂头丧气。若过度忧愁，不仅损伤肺气，也会波及脾气而影响食欲。谚语说："愁一愁，白了头。"传说伍子胥过文昭关，一夜之间须发全白，就是因为心中有事，过分忧愁所致。《红楼梦》中多愁善感、忧郁伤身的林黛玉也是一个情志致病的很好例子。

以五志分属五脏来说，肺在志为忧。《素问·阴阳应象大论》说："在脏为肺……在志为忧。"忧和悲的变化略有不同，但对人体生理活动的影响大致是相同的，因为忧和悲同属肺志。忧愁和悲伤均属于非良性刺激的情绪反应，对于人体的主要影响是使气不断消耗。如《素问·举痛论》说："悲则气消……悲则心系急，肺布叶举，而上焦不通，荣卫不散，热气在中，故气消矣。"由于肺主气，所以悲伤易于伤肺。肺虚时，机体对外来非良性刺激的耐受性就会下降，易于产生悲忧的情绪变化。

（四）为什么过思伤脾

思考本身是人的正常生理活动，倘若思虑太过，甚至空怀妄想，谋虑拂逆，皆可导致气节不行，集聚于中，所谓"思伤脾"

"思则气紧结"说的就是此意。思虑过度，会使神经系统功能失调，消化液分泌减少，甚至出现食欲不振、纳呆食少、形容憔悴、气短、神疲乏力、郁闷不舒等症状。诸如失眠多梦、神经衰弱等疾病，大多与过分思虑有关。中医学认为，过思则伤脾，脾伤则吃饭不香，睡眠不佳，日久则气节不畅，百病随之而起。

脾在志为思。思，即思考，思虑，是人体精神意识思维活动的一种状态。如《灵枢·本神》说："因志而存变谓之思。"思，虽为脾之志，但亦与心主神明有关，故有"思出于心，而脾应之"之说。正常的思考对机体的生理活动并无不良的影响，但思虑过多，所思不遂，就能影响机体的正常生理活动，其中最主要的是影响气的正常运行，导致气滞和气结，所以《素问·举痛论》说："思则心有所存，神有所归，正气留而不行，故气结矣。"从影响脏腑生理功能来说，最明显的是脾的运化功能，由于气结影响了脾的升清，故思虑过度常导致不思饮食，脘腹胀闷，头目眩晕等。

（五）为什么过恐伤肾

恐，是一种胆怯、惧怕的心理反应。长期恐惧或突然意外的惊恐，皆能导致肾气受损。肾主藏精，为生气之源。因此，无论任何原因的恐惧，都属于肾的病变。过于恐惧，则肾气不固，气陷于下，可出现大小便失禁、精遗滑痿、肢冷等症状。恐惧伤肾，精气不能上奉，则心肺失其濡养，水火升降不交，可见胸满腹胀、心神不安、夜不能寐等症。惊恐可干扰神经系统，出现耳鸣、耳聋、头晕，甚至置人于死地，民间俗语"吓死人"。

肾在志为恐，恐是人们对事物惧怕的一种精神状态。恐与惊相似，但惊为不自知，事出突然而受惊；恐为自知，俗称胆怯。惊或恐，对机体生理活动来讲是一种不良的刺激。惊恐属肾，恐为肾之志，但总与心主神明相关。心藏神，神伤则心怯而恐。《素问·举痛论》说："恐则气下，惊则气乱"，是说恐和惊的刺激对机体的气机产生不良的影响。"恐则气下"是指人在恐惧状态，上焦气机闭塞不畅，气迫于下焦，则下焦胀满甚至遗尿。"惊则气乱"是指机体的正常生理活动，遭到一时性的扰乱，出现心神不定、手足无措的现象。如《素问·举痛论》说："惊则心无所倚，神无所归，虑无所定，故气乱矣。"

第八讲　愉悦神情的音乐养生

经典之说：

天有五音，人有五脏……人与天地相参。

——《黄帝内经》

动荡血脉，通流精神而和正心也。

——西汉·司马迁《史记·乐书》

乐者音之所由生也，其本在人心之感于物。

——明·张景岳《类经附翼》

音乐是生活中一股清泉，音乐是陶冶心情的熔炉。

——音乐家冼星海

第八讲　愉悦神情的音乐养生

一、古今圣贤论音乐与养生

《黄帝内经》："天有五音，人有五脏……人与天地相参。"在阴阳五行学说的指导下勾画出了"四时五脏阴阳"的系统结构，也就是以五脏为主体，外应五时、五气、五体、五官、五色、五志、五味、五音等人与自然界相通应的五个功能活动系统。五音是其中之一，分别是角、徵、宫、商、羽，应肝、心、脾、肺、肾五脏。五声音阶中的角、徵、宫、商、羽五音分别对五脏有不同的调节作用。角音条畅平和，善消忧郁，调节肝胆，助人入眠；徵音抑扬咏越，通调血脉，调节心脏，抖擞精神；宫音悠扬谐和，能助运化，调节脾胃，旺盛食欲；商音铿锵肃劲，善治躁怒，治节肺脏，使人安宁；羽音柔和透彻，发人遐思，调节肾脏，启迪心灵。五音协调和运血脉，调节五脏，动形健身，使人心情舒畅，气血和调。

明代著名中医学家张景岳在《类经附翼》中指出："乐者音之所由生也，其本在人心之感于物""人有性情，则有歌咏，歌咏生则被五音而为乐"，说明音乐与人的心理愉快有密切关系。如潺潺流水，蝉鸣鸟语，风雨之声，自然音乐的声音是多么美妙，有益于人之身心，给人们健康带来福音，可使人减轻疲劳，活血通经，调节身体各种功能。清代大名医徐灵胎对音乐与养生很有研究，他在《乐府传声》中强调指出："设身处地摹仿其人之性情气象，宛如其人之自言自语"，使人感到"形象逼真，使听者心会神怡，若亲对其人而忘其为度曲矣"。这些有益的经验对中医应用音乐养生保健工作具有很好的指导意义。

不同的音乐旋律、节奏、音色、力度、调性、和声对人的精神状态有不同的影响。自古以来音乐用于养生防疾不仅是传统医学家十分重视的一种手段，而且历代哲学家、思想家、文学家等众多圣贤对音乐与健康、音乐与养生都大加赞扬和推崇。西汉司马迁在《史记·乐书》中说音乐可以"动荡血脉，通流精神而和正心也"，实践证明音乐可以调节大脑神经功能，使大脑的兴奋与抑制过程趋于平衡，还可以消除疲劳，利于睡眠。晋代阮籍在《乐论》中说："天下无乐而与阴阳调和，灾害不生，亦已难矣，乐者使人精神平和，哀气不入。"他认为音乐可以使人精神稳定平和，是身体健康的重要保证。音乐能陶冶人的情操，我国著名的音乐家冼星海说过："音乐是生活中一股清泉，音乐是陶冶心情的熔炉"，可见音乐能安定情绪，净化心灵，振奋精神，聆听优美动听的旋律，使人进入丰富的联想世界，从而忘记烦恼，志畅情舒。

二、音乐与长寿老人

有人调查发现，喜欢音乐并常听音乐和不爱听音乐的人相比，其寿命通常要长 5～10 年。每当我看到大型音乐会上那个非常引人注目的乐队指挥，心情就十分激动。你看他那专心致志，全身心地沉浸在优美的音乐旋律之中；你看他手持指挥棒前后左右不停变换的协调动作；你看他的长发朝前甩后目视乐队，犹如指挥千军万马的将军，其内心丰富的情感在万众瞩目的舞台上欢畅地表达和宣泄。有资料说乐队指挥为"长寿职业"，据统计世界十大音乐指挥家中已故七位，平均年龄为 84 岁，其中有四位分别是 95 岁、90 岁、88 岁、86 岁，他们的艺术活动一直伴随到生命终点。他们从事音乐指挥的职业引发心理、生理的双重作用，使这些音乐指挥家健康长寿。

古今中外许多名人，还有千千万万喜爱音乐的普通人，因为长期、愉悦的音乐生活使他们成为长寿老人。

（一）唐代大诗人白居易有着很好的音乐修养

《好听琴》一诗叙述了诗人白居易"本性好丝桐""恬和好养蒙"的情怀：

"本性好丝桐，尘机闻即空。

一声来耳里，万事离心中。

清畅堪销疾，恬和好养蒙。

尤宜听三乐，安慰白头翁。"

诗的大意是：我生性喜好那些丝桐做的古琴，只要一有琴声传到耳里，那些人间的俗事就会从我的心中离开。心情舒畅可以减少疾病，安乐和谐就能够修养性情，老年人尤其适合听那些有益的"三乐"，在娱乐中得到精神的慰藉。白居易认为"清畅堪销疾，恬和好养蒙"，这很符合我国传统的音乐康复法。诗中"三乐"是指三种快乐的事情。孔子在《论语·季民》中说：有益的快乐有三种，有害的快乐也有三种。以节制礼乐为快乐，以宣扬别人的优点为快乐，以广交贤良的朋友为快乐，这是有益的。以骄恣淫乐为快乐，以放荡无度为快乐，以宴玩荒淫为快乐，都是有害的。音乐可以养生，常听有意义的新闻乐事，也能使人精神振奋，清除百病。"尤宜听三乐，安慰白头翁"，就是此意。

琴曲之所以对人之神情有特殊的影响力，主要通过节奏和旋律起作用。节奏鲜明的音乐能振奋精神，使人欢欣鼓舞，热血沸腾；节奏轻缓的乐曲，能给人以轻快舒畅的感觉。随节奏与旋律的变化，通过心神影响相应的脏腑引发情绪的波动，发挥音乐的怡神养性作用。

（二）清朝光绪年间的户部尚书、东阁大学士阎敬铭

清末朝政荒败，阎敬铭在官场上受过许多冤枉气，有几次气得

几乎丢了性命。有一年因慈禧太后内侄女出嫁，李莲英找阎敬铭从国库中开支购置一套嫁妆，阎敬铭认为私事不能动用国库银两，结果被李莲英陷害，声称要罢其官，对阎敬铭进行威胁恫吓。气得阎敬铭全身发抖，手脚冰凉，卧病不起，险些丧命。此后阎敬铭终于醒悟，深深感受到生气对身心带来的巨大危害，借激情挥毫泼墨，写下了千古绝唱的《不气歌》：

> "他人气我我不气，
> 我本无心他人气。
> 倘若生气中他计，
> 气下病来无人替。
> 请来医生将病治，
> 反说气病治非易。
> 气之危害太可惧，
> 诚恐因气命要去。
> 我今尝过气中味，
> 不气不气真不气。"

阎敬铭从此常吟《不气歌》，永不生气，所以活到近百岁方寿终正寝。我父曾多次读过《不气歌》，给其一生很多启发，使他在生活中逐步形成宽阔的胸怀。他一生中多次被人诬陷，"文革"中深受灾难，但他以传统医家情志养生的心怀和《不气歌》之类的教诲，历经磨炼少有生气，气则很快能消。记得"文革"中父亲常被批斗，有一天背着石头，削发似僧游街一天，我得知消息从石河子骑自行车近100公里，到家已深夜。他住的一平房前门上挂"牛鬼蛇神之穴"，有人站岗，我从后窗跳进家中，见其躺在床上拿了本秦腔剧本唱秦腔，我的心情一下子平静下来。老人家的肚量和胸怀值得敬仰，天不亮我就骑自行车返校了。后来我在石河子创业办中医院，历经30年，尤其是前十几年我遇到困难，有些不合理不合法的事情气得直叫，甚至痛哭流涕，但想到先辈的大胸怀，想到气多伤身，想到我理想的事业发展，面对一切艰难困苦，笑谈而过。现在我也成了这远近皆知的"大肚量"的石城中医院创业院长。

（三）诗坛寿星臧克家

臧克家这位1905年出生的世纪老人，大凡文化人无人不知无人不晓，他的诗歌佳作为后人精神文明生活留下了一笔宝贵的财富。他在诗坛上功成名就，在健身养生方面亦有独到之处。老诗人曾经根据他近一个世纪的人生经历和生活经验以诗歌形式写了四句歌谣："思想大门敞开，情绪轻松愉快，锻炼、营养、药物，健康恢复快哉。"这首歌谣内涵很深。臧老说："人的思想要开朗，要开明，要开放，做人首先要认清人生的意义在于：情愿做野草，等着地下的火在烧，能把一切都贡献给祖国。只有这样才能正确对待自己，才能正确对待生与死，才能热爱生活，达到身心两健，益寿延年。反之，白天晚上尽想着名和利，且损人利己，损公肥私，自然不会健康长寿的"。臧老的歌谣、精辟的讲话是他一生理想、生活、事业的真实写照，也是对后人热忱的谆谆教导。人生如果能够如此而活，如此而过，死而无憾也。

（四）全国著名曲艺表演艺术家骆玉笙

骆老当年以一曲感人心魄的《重整河山待后生》传唱大江南北而轰动全国，90多岁高龄时仍身体硬朗，思维清晰，眼睛明亮，生活幸福。她还不时参加公益演出，把高品位的群众喜闻乐见的曲艺献给大家享受晚年之乐。骆老把自己的养生之道归纳为"三字""四乐"，极富人生哲理。"三字"是"忍、宽、乐"。她说凡事不要冲动，心胸要宽阔，心宽体健，能忍则忍，能让则让，有理也要让三分，让人一分海阔天空；别太较真，心怀坦荡与世无争，想得开，放得下；尽量多找些生活乐趣，别跟自己找别扭，去除烦恼。"四乐"是"自得其乐，苦中作乐，知足常乐，和助人为乐"。她说人的一生不会事事一帆风顺，时时如意，难免会遇到不高兴和不顺心的事情，在逆境中不灰心丧气，保持乐观的人生状态、积极向上的精神面貌，倘若耿耿于怀便是自己和自己过不去，不会有好的心情，对自己身体也不利。骆老从艺风风雨雨八十载，达到炉火纯青的极高境界，有着极其丰富的生活底蕴，有着对国家对艺术的绵绵之爱。她把毕生的精力献给了艺术事业，把自己的真功夫毫无保留地教授给学生们，使我们民族古老的曲艺事业后继有人。

（五）江西省东乡县邓家乡上杨村百岁老人李长华

李长华是四乡最有名的老太婆，之所以名声在外，一是她是该村唯一的百岁老寿星；二是老太太一生爱唱歌，无论是老歌、新歌还是民歌、流行歌曲，她都能唱出来，且嗓音洪亮，歌声动听，走到哪里，哪里就有歌声、欢笑声，为此乡邻们尊称她为"爱唱歌的老寿星"。李老太一生爱唱歌，一生爱逗乐。她一生共育有三子四女，五世同堂，膝下共有儿女、孙子、曾孙、玄孙 74 口人，是一个快乐和睦的大家庭。她一生务农，旧社会家境贫寒，未上过学，终日劳动，养家糊口。但她生来就是个"乐天派"，无忧无虑穷开心，自找乐趣。她从小喜欢唱歌，无师自通，一学就会，一唱就响。她有一副天生的好嗓子，乡邻们都爱听，无论在田间劳动或做家务，总是唱歌。每逢过年乡村闹"社火"时，她总是积极分子，江西民歌张口就来。"文革"中歌唱毛主席的歌曲盛行，她听了广播一学就会，到处传唱，社里喜欢她自己也高兴。她一生生活有序，起居有常，饮食有节，不挑不忌，吃啥都香，无不良嗜好，除了唱歌就爱逗乐。她喜欢看电视，听戏曲，听歌曲，尽管已百岁，但唱起歌来，声音依然洪亮，吐字清晰，有板有眼，表情更是神采飞扬，令人称奇。在她的感染下，子孙也爱唱歌。我们应该明白老寿星长寿之道，健康之因的秘诀所在。

（六）中国单琴大鼓的唯一传人、北京琴书的奠基人关学曾老人把哼唱当作养生经。

哼唱即小声唱、慢慢唱、轻轻唱、愉快唱，随心所欲。哼唱可以平气凝神，可以冲淡紧张不协调的气氛，使人冷静。哼唱可以暂停思索，休息大脑，调节神经；可以消除紧张，缓和情绪；利于消除疲劳，积极休息。劳动人民创造的打夯号子、纤夫号子、搬运号子都是为了消除疲劳。哼唱可以消除烦躁，驱除焦虑，有利于气血通畅。哼唱不仅仅是声带的运动，也是体内各肌肉组织、器官疏导协调的结果，更重要的是气的运动。气为血帅，血为气母，以气兴血，以血养气。现在看来关学曾老人的哼唱养生经是有普遍意义的，人人可学，好懂易学，好学易用，人人可用。中国人没有不会哼小曲的，河南人哼梆子戏，东北人哼二人转，西北人哼秦腔，青海人哼花儿，北京人哼京剧，江浙人哼越剧，山西人哼晋剧，陕北人哼哼信天游，维吾尔族人哼的小调更是动人心弦。随口而来的小曲给中国人民带来了欢乐，带来了生机，也将为中国人民带来健康与长寿。让我们伟大的中华民族在哼唱中永远年轻。

三、音乐融入我的生活

作者本人自幼喜欢音乐，从小在农村听唱眉户、秦腔小调，参加"社火"活动。1961年进入新疆后听新疆民歌、中国民歌乃至世界名曲、西洋音乐。随着改革开放，各类戏曲，各种唱片、磁带层出不穷，开始拿着收音机、录音机听唱，后来手机兴起，逐步在手机下载歌曲，几乎每天都听音乐。记得1991年首次出国去美国，至今国外学习考察、学术交流和旅游几十次，因为国外电视看不懂，开始带着小录音机放《中国礼仪大全》中雄壮激昂的歌曲或纯音乐，听了心情十分激动，在异国他乡听到祖国的国歌更是激动。近十年手机中下载的音乐更是随意选听，我的手机下载有900余首歌曲，成了我在国外生活的主要内容之一。

"文化大革命"时红卫兵步行串联，我和同班的五位同学从新疆石河子步行64天，途经乌鲁木齐、吐鲁番、哈密、河西走廊的甘肃各地市县，经过兰州到西安进入延安。那时还没有录音机，更谈不上手机，但每天都唱毛主席语录歌和歌颂红太阳的歌，平均每天步行100里以上，起早贪黑。尤其在新疆沿铁路的各火车站、工区，我们不仅自己高唱革命歌曲，还给铁路工人表演。"下定决心，不怕牺牲，排除万难，争取胜利"，这不仅是每天喊的口号，也是每天必唱的歌。《为人民服务》《纪念白求恩》《愚公移山》我们都能背下来，不仅给铁路工人朗诵，还选唱"老三篇"中的精彩片段。回忆那时步行长征生活特别愉快，在"红军不怕远征难"等革命歌曲的鼓舞下，我们不怕辛苦劳累，不怕风吹雨打，每天从早到晚，一步步走到革命圣地延安。那时因为是"毛主席的红卫兵"，沿路的工人们给我们照顾得特别好，我们至今不能忘怀。

近十几年我每天早上先做"练功十八法"，庄元明父子所创立的这一健身操不仅能锻炼全身使身体健康，而且每节都配以悦耳动听的民族音乐，使人们在半个多小时的练功活动中始终处在美妙的音乐声中。不同的动作练体，动听的音乐练心，日复一日，年复一年，身心都得康健。

我在1989年前经常驼背，记得中医学会举办培训班时，我较瘦的身躯讲课时总是弓着身弯着腰，十几年后我走路昂首挺胸，几乎不再弯腰驼背。这有许多原因，"练功十八法"的锻炼和使人十分愉快的音乐是主要原因之一。

近几年我每天步行5公里上班，手机中的各类音乐使我越来越爱走，越走越想走，越走越能走。有时早上走去晚上走回，春夏秋冬风雨无阻，尤其是那些进行曲一放浑身就有劲，如我国的一些纯音乐、"土耳其进行曲"、柴可夫斯基的进行曲、"西班牙斗牛士进行曲"等，都是我经常走路时倾听的，这些乐曲很适合边走边听，可以使人步伐加速，精神抖擞，充满激情，身心愉悦。2014 年我带领我院十四位同志经延安到五台山，步行 1000 多个台阶时，走了三分之一就感到累了，后来打开手机边听音乐边上山，那一首老约翰·施特劳斯的"拉德斯基进行曲"使我们的精神一下子振奋起来，一群人随着铿锵有力、欢快激昂的进行曲很快到达山顶，还不觉得十分累。我曾经参加过很多颁奖大会，拿到奖状、奖品，与领导握手，心情自然是愉快的，但听到颁奖仪式进行曲和颁奖进行曲心情亦是十分愉快，从内心感到自己努力所取得的成绩得到了肯定，受到了表彰，感人肺腑的进行曲似乎同时给你一份赞赏。

每当我参加青年人的婚礼，听到结婚进行曲就十分激动。我创办中医院三十多年来，仅我院嫁出娶进的青年男女婚礼最少 60 余次。看到青年人走入婚姻殿堂双双喜笑颜开，我的心情十分愉快，十分欣慰，但又有点遗憾，因为我们那个年代没有这个待遇，但听到美丽动听的结婚进行曲这种遗憾便一扫而光。我们高高兴兴参加新婚喜宴，似乎又年轻了一岁。

从小学到大学记不清参加了多少次运动会，记不清参加了多少次各类比赛，但"运动员进行曲"至今不会忘记。现在每当从电视上看到国内外召开运动盛会时反复播放的"运动员进行曲"，又会勾起许多美好的回忆。这些大小不同的运动会如果没有音乐，尤其是没有这雄壮欢快的进行曲的伴随，那就不仅仅是不热闹的问题，而且会影响运动会的效果。

每当我看到国内外领导人欢迎仪式上奏响各国庄严肃穆的乐曲，就会立即产生严肃崇敬之情。假若迎接国家元首，检阅仪仗队时没有音乐，那就十分冷清。天安门前每天的升旗降旗，国家每隔几年举行的阅兵仪式，若不放进行曲那就难以进行了。

音乐是清泉，音乐是熔炉，人们的生活都会融于其中。没有音乐，阴阳失调，生命、生活、活动、运动难以正常进行。

听见舒缓明快，华丽多彩，节奏鲜明的音乐时会使人产生安详欢愉的情感，但听到萧索低沉的乐曲时人们就会产生忧思悲哀的情感。每当我参加那些追悼会、遗体告别会，一听那哀乐就很快陷入了悲痛之中，加之那些遗孀的哭声，眼泪就不由自主地涌出，想到这些事后略有后悔。这痛哭对人来说还是不利的，我曾经给我院年轻人讲，我死后不放哀乐，放进行曲。

各国各地都有不同的音乐，音乐养生保健，应因人、因地、因时而选用，如秦腔是中国最古老的戏曲。本人生于秦陇之交的高原之地，对吼着唱的秦腔情有独钟。有人讲，吼着唱是秦腔最重要的表达方式。那是跨越一切权威，超越一切空间，浓缩了天地正气的吼叫，是三秦大地古老精神所在，是黄土高原上的人们喜怒哀乐的宣泄。快板凌厉，穿透几千年的文化壁垒，慢板悠扬，贯穿着周秦几千年的历史底蕴。陕甘宁等地的人听了秦腔振奋精神，但南方诸省就难以接受。世界各地各民族都有自己喜闻乐见的音乐文化，各民族音乐独具特色，都为人们的养生保健和防病治病产生过影响，我们都应推广发扬。

第九讲　练气练体、欣赏自乐的书画养生

经典之说：

澄神静虑，端己正容，秉笔思生，临池志逸。

——唐代著名书法家欧阳询

作书能养气，亦能助气。静坐作楷书数十字或数百字，便觉矜躁俱平。若行草，任意挥洒，至痛快淋漓之时，又觉灵心焕发。

——清人周星莲

写字就是一种运动，练字就是练身，是一种很好的健身运动。

——孙墨佛

第九讲 练气练体、欣赏自乐的书画养生

一、书画与养生

中国的书法与绘画既是具有中华民族浓郁特色的传统艺术，又是养生延年的重要手段。书画能够养生保健，促进人们健康长寿。人类文字大多从图画、象形文字演变发展而来，因此书法和绘画本就有天然的联系。中国书法常以毛笔、墨、纸、砚为工具，可以净化心灵，调节呼吸，练气炼体，训练身心，解郁快意，自娱自乐。唐代著名书法家欧阳询说过，书法可以"澄神静虑，端己正容，秉笔思生，临池志逸"。凝神静志，可以调节心理平衡；秉笔握管，必须绝虑凝神。何乔潘《心术篇》说："书者，抒也，散也，抒胸中气，散心中郁也"，认为书法可使人心情畅快，精神激扬。

中国国画从古至今，誉满全球。历代大画家的名画享誉各国，对宣传中华民族博大精深的传统文化，增进各国人民的交流和友谊，发挥了颇为重要的作用。有的画家表现的是中国的名川大山，有的画家刻画的是古今圣贤人物，有的画家专画花草树木，有的画家专门描绘飞禽走兽……这些书画大家高雅的艺术给世界人民无穷的魅力，使许许多多的书画爱好者"望者息心，贤者动心"，陶冶了情趣，从而获得内心的宁静和心理满足。中国国画对老年人的养生保健尤其适宜。

书画养生包括书法作画和书画欣赏。书法作画是亲自握笔，融学习、健身及自我欣赏为一体。书画欣赏是通过对古今名家的书画碑帖等艺术珍品的欣赏，尤其对各自十分喜爱的书法对联、国画条

幅等等反复品味，从而获得心理的共鸣和美的享受。

习书作画者一般都头正身直，臂开足安，悬时松臂，精力集中，心正气和，全神贯注，灵活自若地应用手、腕、肘、臂，因而能疏通经脉，调畅气血，达到"疏其气血，令其调达，而知和平"的最佳心理状态。不论是参观书画会展集体观赏，还是独自一处自我欣赏，都能使人增添情趣，陶冶情操，看在眼中落入脑海，乐在其中以利养生。著名书法家沈尹默先生称中国书法"无色而具有画图的灿烂，无声而具有音乐的和谐"。清人周星莲说："作书能养气，亦能助气。静坐作楷书数十字或数百字，便觉矜躁俱平。若行草，任意挥洒，至痛快淋漓之时，又觉灵心焕发。"书法和绘画都有益于身心健康，许多大画家以画内之境求画外之情，画境奇，境界开阔，取法自然，耐人寻味。作者以宽大胸怀构思作画，悦心练体；观赏者被熏陶，被感染，犹如身临其境，美哉快哉！

寿从笔中来，讲的是写字、绘画、读书、写作可以促进人的长寿。书法、绘画看似寸毫，重如千金，书画之时除全神贯注外，也需要全身用力。不但要有技巧，而且要有体力，久而久之体力通过绘画写字得到锻炼，健康的寿命也随锻炼而自然延长。书法和绘画确实是很好的养生手段。

二、书画促进长寿

据史料记载，历史上的各书画家不乏长寿者，如颜真卿享年76岁，柳公权享年87岁，欧体鼻祖欧阳询活到84岁，虞世南89岁，包世臣80岁，沈君默88岁，翁方纲85岁，文徵明89岁，近代大画家齐白石活到94岁，朱德元帅虽为军人，但酷爱书法诗词，活到92岁。上海的百岁老人苏局仙参加全国书法大赛得奖，被评为全国健康老人。可见自古书画家多长寿，其长寿的秘诀可以概括为六个字：练心、练静、练体。书画是一种创造性的练心活动，在长期的创作中能调理心境，排除杂念，全神归一。书画家都是"超绝静思"的能手，心平气和，头脑清醒。同时书画活动类似于轻微的体育活动和体力劳动，能活血通经，促进人体的新陈代谢。书画家们大多红光满面，精神抖擞，与他们练心、练静、练体分不开。

（一）百年翰墨长寿第一人孙墨佛

孙墨佛，山东莱阳人，生于清光绪七年（1881年），卒于1987年9月，寿高106岁，是我国书法界、文史界著名的老寿星。生前曾是中国书法家名誉理事，中央文史研究馆馆员。

孙墨佛自幼聪明过人，经史之书念得娴熟，拜翰林王士序为师学习书法，欧、赵、柳、赵之帖尽摹不倦，草、真、隶、篆皆学不厌。12岁时就应左邻右舍之邀，挥毫书写喜庆对联，从这时开始，孙墨佛开始了他的书法健身运动。他在中学、大学时除参加学校规定的体育课外，什么运动都不爱好，唯一的爱好就是研练书法，正如他所说："写字就是一种运动，练字就是练身，是一种很好的健身运动。"孙先生认为，书法对身体好处颇多，可以养心、养气、养神、养生，"一管在握，万念俱消"。柔中有刚，刚中有柔，软中有紧，暗中使劲，气与形体保持一种高度协调的生理状态，达到动中有静，静中有动，以意领形，凝神屏志，以静制动，周身血脉贯通，改善大脑皮质和自主神经功能，既增进了书法技艺，又陶冶了情操，有益于健康，有益于长寿。

（二）号称中华第一笔，国宝启功先生

启功先生出身名门，皇族之后，但他生不逢时，幼年丧父，中年丧母，所以中学尚未毕业，但凭着他坚强的意志、不屈的精神、刻苦的态度、幽默的心态、善良的言行，终于成为"国宝""中华第一笔"，而且高寿九旬以上。启功先生名气很大，除了书法家、画家、史学家、文学家、文物鉴赏家等名号外，还有一颗善良的

心肠。

善者寿长，这是真理。启功先生是个很善良的人，他成名之后，学他书画的人很多，画店里出现了不少挂名的假字画，我本人曾买了十几副。有一次一个卖他假画的小伙子正好被启功先生堵个正着，老板问启功先生："这是你的字？"启功先生回答："比我写得好。"引得大家大笑，后来又改口说："大家用我的名字写字是看得起我，再说，造假者一定是生活困难缺钱，他若是找我借钱，我不是也得借给他钱。"多么善良的人啊！

（三）齐白石老先生是我国现代书画史上最有名望，最有成就的书画大师、金石家。

在齐白石老先生年近百岁的生涯中，历经清末、民国、新中国三个时代，年轻时寒苦作画，艰辛度日。唯有在新中国成立后才成为一位真正受人尊敬的人民书画艺术家，并与第一代党和国家领导人有很深的私交。齐老不仅画技精湛，作品等身，而且艺德高尚，寿高南山，成为书画界少有的老寿星。齐老所以如此高寿，得益于他的"四戒养生经"：淡名利，戒空度；找乐趣，戒悲愤；勤耕耘，戒懒惰；重养生，戒烟酒。

齐老的书画大作均为国内外爱好者和收藏家的珍品，但他从不以商品蓄意炒作，更不为贪图赚钱而粗制滥造，以平常的心态为艺术精品追求不懈，赢得了"人民书画艺术家"的美誉。

齐老在旧中国度过大半生，书画家社会地位不高，加之社会动荡不安，民不聊生，为生计而奔波。齐老一生豁达开朗，爱国情深，一直远离官场，不与人纷争，不计较个人得失，更不因此而悲愤恼怒，自我控制磨炼意志，以多种方式陶冶情操，找乐趣。齐老一是喜欢种植，二是喜欢欣赏音乐，听听名曲，调节生活。他本人喜欢拉二胡，这种自找、自拉、自乐、自我陶醉，使老人心境开阔，宁静致远，丹青蔚成，疲劳解除，烦恼全无，精神焕发，从而修身养性，心情愉悦，健康长寿。

齐老一生远离风尘世俗，潜心研究书画技法，真正做到活到老学到老，绘画到老。齐老以画虾见长，在他的笔下大虾或单独自乐，或成双成对嬉戏跳跃，神态多样，栩栩如生，犹如真虾，活灵活现，赏心悦目。我与其孙齐亮夫有过交往，齐老的美德给后代以榜样的力量，促使他们成长。晚年的齐老耳聪目明，作书画手不抖，腿不颤，忘记年龄，思维敏捷，一切融于书画之中，作品精益求精。

齐老一生生活简朴，一日三餐粗茶淡饭，不挑不拣，以素食为主，喜欢吃清淡蔬菜，一生不抽烟、不喝酒，不多食咸食，不吃油腻类食物，这就是齐老健康长寿的秘诀之一。

（四）著名画家刘海粟

曾因裸画惊九州，宠辱不惊九十九。裸画在当代中国已司空见惯，见怪不怪了。早年"裸体模特"引入中国时曾有一场恶战，即使二十世纪五六十年代要不要"裸体模特"还要毛泽东主席审批，可喜的是他老人家批了：要画裸体模特。将裸体模特引进中国的绘画大师就是高寿 98 岁的刘海粟老人。刘海粟先生生于 1896 年，卒于 1994 年。其高寿可以归纳为：

1. **胸怀坦荡，宠辱不惊**。刘老说：心放得下，睡得着，吃得下，拉得出。他从 17 岁创办上海美专，曾令百官惊诧。浊浪毁誉，到"文革"蒙难，他以人生的智慧、海纳百川的胸怀，坦荡面对，高寿而终。刘海粟老人十分喜欢一副对联：宠辱不惊，看庭前花开花落。去留无意，望天上云卷云舒。并以宠辱不惊四字为座右铭，长期保持心理平衡。

2. **饮食有节，拒绝过剩**。古训云：修身在于养性，养性莫过于节食。刘老做到了饥而食，饱而止，不忌口，不偏食，定时定量，吃出健康，吃出长寿。

3. 脑动防痴，体动强身。刘海粟老人终身为艺术操劳，93 岁时还第十次登上黄山写生绘画，真是不可思议。如此勤奋好动之人，焉能不高寿？

（五）清代画家高桐轩总结了十条养生长寿之道，称之为"十乐"

1. **耕耘之乐**：伏案一日，把锄半天，既享田家之乐，又能健壮人身，又有秋收丰食之望，何乐而不为。

2. **把帚之乐**：把帚扫地，洗桌净几，躬身举手之劳，则尘垢顿去，地净窗明，精神一快，乐趣即寓其中。

3. **教子之乐**：教子以诗文书画，能以艺立身，自食其力，令吾无忧于后，岂不快乐。

4. **知足之乐**：公卿不足为贵，而安贫乐道，吾爱吾业，岂不一乐。

5. **安居之乐**：吾所居，里人为力作以食庄稼汉，和睦为习，居此仁厚之乡里，不闻酷吏之呵斥厉声，亦一大乐。

6. **畅谈之乐**：与野老田夫纵谈天下世外事，或测天气晴雨，或卜年景丰歉，袒胸畅谈，其乐陶陶。

7. **漫步之乐**：起身散步于中庭，或漫游于柳暗花畦，心神焕然爽朗，襟怀为之一畅。

8. **沐浴之乐**：冬月严寒不宜频浴，余三季皆当常浴，活动筋脉，有健身心，真乃一乐事也。

9. **高卧之乐**：每至炎暑伏天，白昼不宜作课（画），竹枕蒲席，北窗高卧，熏风吹来，五内生凉，合目养神，养精蓄锐正此时，亦劳者之一乐也。

10. **曝背之乐**：冬日天气晴和，每至日中，或坐场上，或倚北墙，取日晒之，如披狐裘，通身温暖，畏寒缩冷之感顿消，既活人筋血，又强人皮骨，其乐不可不知。

高桐轩根据他当时住地的具体情况、四季天气变化、自己的一些活动体会，尤其是对待这些事情的快乐心情，总结出耕耘、把帚、教子、知足、安居、畅谈、漫步、沐浴、高卧、曝背十乐，充分体现了画家对待生活的乐观主义态度。这种事事知足，安居乐业的心态是养生长寿的基础，正如俄国著名心理学家巴甫洛夫所说："快乐是养生的唯一秘诀"。"知足常乐"是全世界人民共同的养生格言，快乐的　生是每一个人的追求，愿世人都能愉快地度过此生。

三、书画家和书画给我带来的感受

我从 1984 年创办新疆石河子市第一个中医医疗机构——石河子市中医门诊部，到 1986 年更名为石河子市中医医院，至今已经三十多年。这风风雨雨三十载，我从喜欢到收藏，书画成了我生命活动的一部分。初期把喜爱的书画挂在家里，但房子面积太小挂不了几张。现在医院四幢楼房，600 条幅书画挂上还觉不够，真是过了一把瘾。更重要的是这些书画家的书画精品，给予我们无形的力量，充分表现了中医院的文化内涵。

（一）书法家的精品是我的座右铭

王祥之，1940 年生，河北省乐亭县人。自幼习书，功力深厚，其隶书古朴苍劲，巧拙相生，别具一格，被誉为短腿隶书创始人。行书、大篆亦独特苍劲。作品多次参加国内外大展并获奖，有人称他为典型的现代文人书法家。他站在创新与继承的临界点上，对文学、绘画、音乐广泛涉猎，以丰富自己的艺术修养。

我和主编《王祥之书法艺术研究》的江阴人徐和明是老朋友，

他十分了解王祥之先生的人品，非常熟悉王祥之先生的作品，多次向我介绍王祥之先生首创的短腿隶书。徐和明先生和喜爱摄影的老友施泽民先生曾来新疆拍摄新疆的山山水水、风情人物，对我创办的石河子市中医医院印象很深，两位老人回江阴后赠给我两副王祥之的短腿隶书条幅。一副是"见贤思齐"四个大字，我将其挂在我办公室的最高处，供我每天欣赏和学习。许多进入我办公室的文人墨客和病患无不赞叹，一是其字写得如此之美，有强烈的个性特征和气质，"见贤思齐"既庄重又潇洒；二是"见贤思齐"是孔子《论语》"见贤思齐焉，见不贤而内自省也"的提炼，谈的是道德修养问题。孔子的这句话成为后世儒家修身养德的座右铭，意思是取他人之长补己之短，又要以他人之过失为鉴，不重蹈覆辙，以见贤思齐。习近平同志于2014年"六一"前夕，在北京民族小学召开的座谈会上以"见贤思齐"鼓励孩子们要"心有榜样"，学习英雄人物、先进的人物和美好的事物，在学习中养成好的思想品德追求。"见贤思齐"告诫我们在生活中要做到以他人为镜，借鉴好的加以发扬，照见差的加以改正。如果一个人经常做到"见贤思齐"，不仅提高道德水平，亦提高养生水平。

另一副是"传家有道唯忠厚，处世无奇但率真"。我特将其挂在我家客厅走廊的正墙上方，每天几乎都看它。这14个字的斗方颇有意趣，从内心品味出王祥之先生书法艺术之真、之妙、之奇。联想我家祖辈都是十分真诚的人，十分忠厚的人，也是十分率真的人。我们家已是四代习医，都十分热爱中医事业，要以毕生的精力继承和发扬祖国传统医学的宝贵财富，以率真的态度忠厚地对待事业，对待人民，为边疆人民的健康做出贡献。

李鼎峰，1958年生，甘肃省庆阳地区宁县人，是当地著名的书法家和书法教育家。曾获第三届中国书法最高奖"兰亭奖"。此人书法功底深厚，尤其热爱教育年轻人和儿童学习书法，特别擅长评论。2001 年我坐车到深圳路过庆阳，首次见其楷书，其字端庄大方，故请他书写名医孙思邈《千金方》的序言《大医精诚》全文。他将全文装裱为十二条幅，我将其挂在医院大会议室，15 年后又重新装裱，并装框悬挂在多功能厅正墙，成为全院员工的座右铭。大医精神将永远鼓舞我院中医药工作者练就一身真本事，真诚为患者服务，为人民健康服务。这十二条幅没有标点，字字秀丽，句句贴切，宣传中医，教育后人。

当年李鼎峰先生在十二条幅后赠我一横幅："男儿不展风云志，空负天生八尺躯"。我装裱后悬挂于书房，抬头便见，经常思索，忆往昔之事，展未来之蓝图，对照我这八尺之躯的风云之志，此生绝不枉有此身。

王润和先生是中华中医药学会男科学会秘书长，著名的中医书法家。1996 年我曾代表新疆中医学会参加中华中医药学会秘书长会，在北京樱花宾馆开会时我认识了王润和先生。我与先生同住一室，晚上畅谈我国中医发展情况，我直言不讳地谈了我在边疆发展中医事业遇到的艰难困苦和如何四处求索办医院的情况。先生很热情地听了我的诉说，第二天一早他送我一条幅"坦荡"，当时我十分激动。这不仅是对我昨晚直言的评价，更是对我今后做人做事的启迪。返回新疆后我立即装裱并挂在办公室，作为我的座右铭，而且成了我教育后代，培养我院中青年中医师的一块名牌。"君子坦荡荡，小人长戚戚"在现实生活中时常存在，但"坦荡"之胸怀不仅能坚定有志者的理想修身养性，也能鞭策戚戚者的脆弱。"坦荡"是许多为事业奋斗的人们共同的特点，也是人们身心健康的反映。

（二）书画家的作品反映了中医文化的内涵

席时珞，1936 年生于苏州东山，在新疆金融单位工作，是新疆有名的书法家。我们敬称他为"新疆第一书法家"。他善写唐楷与魏碑，其特点是凝重宽博，刚柔相济，规矩中见灵动，深受人们喜爱，多次参加国内外展出。其作品刻入湖南、江苏、福建、甘肃等地十多处的碑林摩崖。新疆天池的"天池赋"，"江南第一楼"南京阅江楼内的"阅江楼记"，甘肃的"瑶池赋"等巨型碑刻均出自他手。我十分喜爱席时珞先生的正楷，曾多次从乌鲁木齐边塞书画社购其装裱好的楷书条幅悬挂在医院多个办公室。后经民政厅同志介绍，席时珞先生亲临石河子市中医医院，在我办公室挥毫泼墨一上午。先生特有的书法艺术展现在中医院的中医文化之中，如其全文书写的中医院核心价值观"人命至重，贵于千金，医乃仁术，济世活人，阴阳平和，精诚诊治"和我院宗旨"振兴中医，发展事业，防病治病，患者至上，科技兴院，走向世界"，这48个字的核心价值观和办院宗旨挂在医院病房楼大厅的东侧，医护人员、住院患者及往来的患者家属等都一目了然，使大家明白我们中医院的办院方向，了解我们中医院对待生命的态度，知道大医精诚和天使仁心是医者和白衣护理者的行为准则，也作为广大群众监督和促进医、护、药、技人员做好工作的一面镜子。

　　席时珞先生亲笔书写的"保元堂老药铺"，使来我院看病抓药的患者一眼就可看到传统药店的风采。老字号药店的历史，就是民众寻找健身养生，获取各种地道药材的去处。

　　王鹤，中国油画院院长助理，学术事业发展部主任，《星艺术》杂志主编。其画作多次获奖，被众多机构和收藏家收藏，是甘肃庆阳地区年轻的画家，优秀的艺术家。我于2014年聘请他为秘书长，随我一同参加中国传统文化洛杉矶交流大会，包括中国书画、中医养生和武术交流。王鹤先生的国画作品获得很高的评价。同去参展的书画家有北京的周命迪、张振林，上海的乌娜，山东的李金顺，河南的李宏泰，甘肃的李鼎峰，这些书画家各有所长，和王鹤先生一道展出各自的艺术作品，不同的书画风格获得当地政府和书画爱好者的赞赏。王鹤先生为支持石河子市中医医院中医文化的发展，曾在家中以正面大墙为依托，用大幅宣纸专心创作了长4米多，宽2米多的大画《岐黄问道》，赠予石河子市中医医院。现在这幅反映《黄帝内经》"岐黄问道"经典场面的画一直悬挂在我院保元堂老药铺大厅。整体观念，辨证论治是《黄帝内经》对中医特色的高度概括，中医文化是中医的灵魂，而《黄帝内经》是中医文化的核心，她的阴阳五行、天人相应、五脏六腑、气血津液、望闻问切、八纲八法、因地制宜、以人为本、因人施治、立方用药、灵活加减，等等，都是中医文化丰富的内容之一。患者进入大厅首先看到的就是这幅大作，以《岐黄问道》巨画为先，开始了我院中医文化长廊的展示，将成为石城地区人们防病治病中医景区的小型教育培训基地。

原石河子书法协会主席唐家濂先生，从1949年就在老兵团工作。他自幼就酷爱书法，苦练书法，以流利通畅的正楷书法为突出特点闻名石城方圆几百里，在新疆也颇有名望，人们都认他是石河子第一书法家。唐先生与我父是多年好友，为我们中医院写了不少的条幅、斗方、名人格言。北京中医药大学宋书功教授曾给我院作诗一首："杏林耕耘苦，总为岐黄业。誓欲橘井水，浇开天山雪。"唐老非常认真地以楷书书写并加按语，这将永远挂在我院，以激励中医人为中医事业的发展而努力。唐老先生这幅书法作品较全面地展现了其精湛的艺术水平，连他本人都十分感叹，曾向我借去其在成都书法展展出，我未舍得。

这里值得一提的是，已故长乐老人（唐家濂先生自号）之所以有如此深厚的书法功底，与他长期勤学苦练分不开。我在其家中看到阳台上有块水泥板，唐老60多岁仍每天用一瓶水，以毛笔在水泥板上练字，水写完为止。日复一日，月复一月，年年如此，书法之功自成，练心练体利健康。

（三）书法家的精神值得学习

我认识的书法家留给我一个共同的印象，就是他们的书法生涯促进了健康，他们的书法活动是他们生命活动的重要组成部分，很值得我们学习和宣传。

安登甲，号川村先生，1925 年 1 月生，一生都住在甘肃省镇原县一个偏僻的山沟里。自幼爱好书法，擅长篆书，有独创精神，他能将"福"写出 1000 多个不重样的，至于百禄、百喜、百子、百年、百龙、百禽、百马、百花齐放、百家争鸣等各种大小篆书广传民间，见诸报端，参加国内外展览三十多次，获国际金奖等多种奖项。他是我的亲戚，1992 年曾来疆住我家，并将以上篆书一一书写给我留下以供收藏。在我父生病期间，他按我父嘱托写下了长 30 多米的折子，以小篆留下了多首验方。安登奎先生与我父先后离世，但其留下的宝贵财富永远长存。我曾见安老先生写了一本一万个"寿"字的"万寿图"，曾计划出版，因资金不足而搁置，后被其孙子收藏。他历时十五年集成千福、万寿图，书成百米长卷，这是前无故人的创举，填补了书法艺术的空白。

安登甲先生曾身患胃癌，切除了 2/3 的胃，每天两顿饭，每顿一碗面条，后又先后切除了胆囊、脾脏，在这种身体状况下，他每天在自己的一个山沟书室内仍笔耕不辍。我曾两次乘车路过其寒窑，见他在十分艰苦的条件下，不辞辛苦，创造着常人难以想象的奇迹，感慨万分。他之所以还能度过古稀之年，与其长年不干的笔墨生涯紧密相连，这又从一个侧面说明书法养生之功。

周命迪，1946 年生，湖南省东安乡人。他自幼喜好书法，潜心翰墨数十载，能写多种字样。2010 年在上海世博会上刘长允先生所作《大中华赋》4000 多字，他在完全背诵心记的情况下，一气呵成，这不仅需要心有恒力，手臂有动力，还需要超常的记忆力。这一作品已获得上海大世界吉尼斯和世界吉尼斯证书。其作品苍劲有力，大草闻名全国，功底深厚，活泼潇洒，虚实并举，变化奇妙，雅俗共赏，被誉为"世界一绝"，有中国著名特技书法大师之称。

周命迪先生曾在新疆工作过，后到北京、兰州等地从事书法工作，近几年几次到新疆，给我们石河子市中医医院写下了大小多幅楷书和草书篇章。这些书法作品以养生格言和条幅为主，古今名人诗词的大草尤为突出，成为我院医院文化、中医养生字画的一部分。他曾在我院表演其书法特技，我也曾邀请他在美国洛杉矶给美国人演示，获得好评。他满头白发，但红光满面，精神抖擞，一口气书写数小时没有疲劳之象。那口含两笔，两手各夹三笔的八笔同书，虽然字写得一般，但其功夫绝非一日之功。周命迪先生没有烟酒之嗜好，但有爱运动的良好习惯，尤其是俯卧撑，一口气能做近百个，实在令人敬佩。他虽被有些人视为民间的江湖艺人，但一年四季坚持锻炼身体，有良好的身体素质，并在书法中有独到创新，练体作书都得益，值得赞赏。许许多多的民间艺人并非都能登上大雅之堂，而周命迪先生竟然能在中央电视台表演和出国展示，应给予支持和提倡。

李宏泰，甘肃镇原县人，大漠风情国画家，西域风情画创始人之一。他是我的表兄，其母与我母为亲姐妹，所以我对他的绘画生涯十分了解。1964年李宏泰以探望我父为名在新疆谋业，从放电影工作开始，转战新疆石河子农八师。"文革"中被批斗，后被安排支援南疆农三师，在麦盖提县、喀什等地工作了三十余年。三十载风风雨雨的大漠生活，为他的绘画事业奠定了坚实的生活基础。五十余年不懈的绘画生涯奠定了他深厚的艺术功底，多次获奖。因为其性格及多方面的原因，他的多次艰苦创业颇有传奇色彩。人生的曲折生活在他身上多次上演，但因为他百折不挠，敢于面对现实，善于处理生活中的多种矛盾，练就绘画基本功。

他从新疆到甘肃庆阳，又远奔深圳多地，现落脚于河南灵宝。由于他沙漠骆驼等风情画的名声，加之活泼的性格，古稀之年犹如青壮年的精神状况，使他成了"灵宝的名片"。

他曾在石河子工作多年，他的画笔在石河子也有一定的影响，中医院也收藏他多副沙漠风情之作，在沙漠生活的人对其画颇有感触。2014 年在美展出作品，一幅巨大的《西域沙漠之情》使美国当地政府几位官员赞叹不已，因为他们的地方正与沙漠比邻。

李宏泰先生今年已 75 了，去年还在西安第四军医大学附属医院做了脑瘤手术，经一年痛苦的锻炼现已恢复双手绘画的能力。我所见他的几十年，乐观的精神造就宽广的胸怀。其在苦难中作画度日，沙漠的宽广，骆驼的坚毅，给了他宽广的心胸和理想的力量，日夜不停地伏案绘画又磨炼了他的意志。他常常每日 4 点起床作画。他过去有抽烟的嗜好，2015 年的脑瘤手术再不敢有此爱好。人是要有一股精神的，李宏泰的精神还有其特殊之处，每次创业总会有成果，胜利后沾沾自喜，失败了从不气馁。从一无所有，从头做起，上上下下他已经历了多次，但困难几年后又兴旺。他在最低潮时家人和亲朋都有些瞧不起，我一直认为他是个终能成大事的人才。因为他始终是一个乐观的人，具有沙漠和骆驼的品格，是一个精神振奋的人。他小时候书不离手，后来从事绘画，笔不离手，苦苦思索，艰辛耕耘，什么事他认定就非干成不可，这是一个自学成才画家的难得品质。由于甘肃农村人的封建观念，非有儿子才罢休，他为此曾三次协议离婚，63 岁又生一漂亮女儿，十分聪明可爱。如果不是发现脑瘤，还下决心生儿子。他对绘画与生活一样，"不到黄河心不甘"。现在他更加用功习画，更加珍惜生命，相信终将成为国家著名画家。

第十讲　养生名药名方

经典之说：

安身之本，必资于食；救疾之速，必凭于药。

——唐·孙思邈《千金方》

气虚者宜补其上，精虚者宜补其下，阳虚者宜补而兼暖，阴虚者宜补而兼清，此固阴阳之治辨也。

——明·张介宾《类经》

主病之谓君，佐君之谓臣，应臣之谓使。

——《素问·至真要大论》

第十讲 养生名药名方

一、养生名药

（一）补气药物

1. **人参**：人参的肉质根为著名强壮滋补药，适用于调整血压、恢复心脏功能，治疗神经衰弱及身体虚弱等症，也有祛痰、健胃、利尿、兴奋等功效。

【性能功用简述】性和，味甘，微苦，归脾、肺、心、肾经。大补元气，补脾益肺，生津止渴，调营养胃，安神益智，主治气虚欲脱，脉微欲绝，脾虚倦怠乏力。

《神农本草经》："人参，味甘，微寒。主补五脏，安精神，定魂魄，止惊悸，除邪气，明目，开心，益智。久服轻身延年。"

明·罗周彦《药性论》："主五脏气不足，五劳七伤，止霍乱烦闷呕哕，补五脏六腑，虚损瘦弱，吐逆不下食，保中守神。"

明·缪希雍《本草经疏》："回阳气于垂绝，却虚邪于俄顷。"

现代应用：人参甘温，补虚益气，振奋脾阳，资心之源，能改善消化吸收、代谢功能，促进血清蛋白合成，刺激生血器官，使造血机能旺盛，以奏益气补血之功。

【现代药理研究】人参具有良好的抗衰老、抗肿瘤、抗有害刺激，增强机体免疫力，调节神经系统，促进生长发育，增强性功能，强心及兴奋造血系统功能。亦能够增强机体对内外环境的适应性，提高脑力和体力的工作效率，具有抗疲劳、抗低压缺氧、抗辐射、抗休克的作用。

【人参食疗方选】

（1）人参田七鸡汤

原料：鲜人参2支，鸡半只，猪肝200g，枸杞3g，姜3g，葱3g，红枣10g。

调料：盐5g，鸡粉5g。

制作：①先将鸡剖开洗净，猪肝洗净，鲜人参洗净。②用锅烧水至沸点后，放入鸡、猪肝煮去表面血渍后，倒出用水冲净。③将猪肝、鸡、鲜人参、枸杞、姜、红枣放入炖盅内，加清水炖2小时，放入盐、鸡粉即可食用。

功效：人参性平，味甘，微苦，微温。能大补元气，复脉固脱，补脾益肺，生津止渴，安神益智。

鸡肉味甘，性微温。能温中补脾，益气养血，补肾益精，除心腹恶气。

人参鸡汤是食料滋补中的佳品，具有补脾益肺、生津止渴、安神定志、补气生血等功效。但由于各种人参功效不一，因此煲汤时应注意人参的选用，并不是每个人都适宜用人参鸡汤来滋补的。

（2）人参粥

原料：人参5g，大米100g，白糖少许。

制作方法：人参择净，切为薄片，用冷水浸半小时，水煎取汁。共煎两次，二液合并，分为两份，每取1份同大米煮粥，待熟时调入白糖，再煮一二沸即成。每日2次，早晚各服1次。或将人参研为细末，待熟时调入粥中服食。

功效：可用于治疗脾、肺气虚之证及大病久病后期气血不足，又可用于元气暴脱之急症，是补虚急救之良药。中老年人，久病体虚，气、阴不足者长期服用，可长气养血，添精助神，增强体质和抗病能力，达到延年益寿的目的。

（3）人参黄芪粥

原料：人参6g，黄芪60g。

制作方法：人参研末，黄芪水煎2次，合并煎液。大米投入黄芪液中，大火烧开，再投入人参末，小火煮粥，加白糖调味。

功效：本药膳补正气，疗虚损，抗衰老。用于五脏虚衰，久病体弱，气短自汗，脾虚泄泻，食欲不振，气虚浮肿等病症。

（4）人参大枣粥

原料：人参1只，大枣16枚，大米100g。

制作方法：鲜人参打花刀待用，大枣洗净去核，大米淘洗干净待用。原料加水适量煮成粥状即可食用。

功效：滋阴养血，生津健体，大补血气。本药膳适用于脾胃虚弱诸证。尤宜于气虚月经先期，量多色淡、质稀，神疲乏力等症。

（5）人参莲肉汤

原料：白人参10g，莲子15粒，冰糖适量。

制作方法：莲子洗净，与人参、冰糖一齐放入炖盅内，加开水适量，炖盅加盖，置锅内用文火隔水炖至莲肉熟烂，即可食用。

功效：本药膳补气益脾，适用于病后体虚，气弱，食少，疲倦，自汗，泄泻等。

（6）人参汤圆

原料：人参粉5g，玫瑰蜜15g，樱桃蜜、黑芝麻各30g，白糖150g，鸡油30g，面粉15g，糯米粉500g。

制作方法：将鸡油熬熟，滤渣晾凉；面粉放干锅内炒黄；黑芝麻炒香捣碎，用玫瑰蜜、樱桃蜜压成泥状，加入白糖，撒入人参粉和匀，做成心子；将糯米粉和匀，包上心子做成汤圆。等锅内清水烧沸时，将汤圆下锅煮熟即成。可做早点或晚餐，适量服用。

功效：补中益气，安神强心。适用于脾虚泄泻、心悸自汗、倦怠乏力等症。

【参考资料摘要】歌曰：人参味甘，大补元气，止咳生津，调营养味。笔者临床所用的贵重药品中，最有滋补力的当属人参，临床疗效最好的也非人参莫属，一些久咳不止、顽固性失眠用人参亦有奇效。据宫廷秘方记载：慈禧太后临朝经常口含人参，一年竟然含了1036g。现代研究证明，人参与唾液是一个最经典的配方，唾液有助于人参的吸收。

2. **白术：**白术有"补气健脾第一要药"之称，为中州之土药，适合脾脏病理性质特点，既能补气健脾，又能有效消除脾气虚，脾失健运所致的湿浊内停，是其他补气药所不及。

【性味功能主治】性温味苦、甘，归脾、胃经。补气健脾，燥湿利水，止汗安胎，治疗脾胃虚弱，不思饮食，困乏无力，虚脱，大便溏薄，水饮内停。

《神农本草经》："主风寒湿痹、死肌，痉、疸。止汗，除热，消食。"

明·倪朱谟《本草汇言》："乃扶植脾胃，散湿除痹，消食除痞之要药也。脾虚不健，术能补之，胃虚不纳，术能助之。是故劳力内伤，四肢困倦，饮食不纳，此中气不足之证也。"

清·张锡纯《医学衷中参西录》："白术性温而燥，气香不窜，味苦微甘微辛。善健脾胃，消痰水，止泄泻。治脾虚作胀，脾湿作渴，脾弱四肢运动无力，甚或作疼。"

刘完素曰："白术除湿益燥，和中补气……其用有九：温中，一也；去脾胃中湿，二也；除胃中热，三也；强脾胃，进饮食，四也；和胃，生津液，五也；止肌热，六也；四肢困倦，嗜卧，目不能开，不思饮食，七也；止渴，八也；安胎，九也。"每条都与脾胃有关。

现代临床常用白术补脾益气。白术甘温入脾胃经，能益脾胃之清阳，苦能燥化脾胃之寒湿，有良好的补气健脾作用，既能促进胃肠消化液的分泌以助运化功能，又能止呕止泻。用于脾胃气虚，运化失常引起的气短倦怠，面色萎黄，食少腹胀，饮食不化等症。

【现代药理研究】白术具有抗癌、抗肿瘤的作用。白术挥发油能增强癌细胞的抗原性及抗体的特异性主动免疫，目前广泛用于肝硬化及癌症病人。白术对瘤细胞有细胞毒作用，能降低瘤细胞的增值率，减低瘤组织的侵袭性，提高机体抗肿瘤反应的能力，并具有抗疲劳和增强肾上腺皮质功能的作用。

【白术食疗方选】

（1）白术猪肚粥

材料：猪肚200g，槟榔10g，炒白术30g，粳米100g，酱油、香油、姜片适量。

做法：①猪肚清洗干净切小块，和姜片、槟榔、白术一起放入锅里，倒入适量清水，开火煎煮，煮到猪肚烂熟后，将猪肚捞出，去渣取汁。②粳米洗净，倒入白术汤里，放入猪肚熬粥，粥熟后淋上香油、酱油，搅拌均匀即可。早晚两次吃，5天为一个疗程。

功效：和中助阳，祛寒除湿，健脾益气。

（2）白术粥

材料：白术10g，大米100g，白糖少许。

煮制方法：将白术择净，放入锅中，加清水适量，水煎取汁。加大米煮粥，待熟时调入白糖，再煮一二沸即成。每日1剂。

功效：健脾益气，固表止汗。

适应证：适用于脾胃亏虚，运化失常所致的脘腹胀满，纳差食少，倦怠乏力，自汗盗汗，小便不利，大便溏薄，胎动不安等。

【参考资料摘要】白术补气健脾，是治疗后天之本的第一药。回顾先父一生中临证用药，频率最高的就是"白术"，只要和脾胃有关，和运化相连的病证，都少不了用白术。古称白术为中州之土药，其加工炮制常用黄土拌炒。我任中医调剂师时几乎每周都用黄土与白术共炒，能增强补中焦之力。后来我们又改用麸皮拌炒，临床疗效应无多大区别。

白术这个药的功能范围确实大，我们临床在内、妇、儿科皆能用到。凡安胎白术首选；凡化痰白术常见，取"培土生金"之意；凡便秘则大量与黄芪相须，以保证脾肾气旺有推动之力。小儿消化不良几乎每方都有白术。

3. 山药： 山药在中药中占有十分重要的地位，又是营养价值很高的药食同用食品。我们常用的是河南怀庆四大怀药之一的怀山药。

【性味功能主治】 性平，味甘，归脾、肺、肾经。益气养阴，健脾补肺，固肾益精，止带。用治脾虚久泄，慢性肠炎，肺虚喘咳，慢性肾炎，糖尿病，遗精，遗尿，白带等。山药是常用中药中唯一的补肺、健脾、益肾三脏同补之品。

《神农本草经》："主治伤中，补虚羸，除寒热邪气，补中，益气力，长肌肉。久服耳聪目明，轻身，不饥延年"

《日华子本草》："助五脏，强筋骨，长志安神，主泄精健忘。"

明·李时珍《本草纲目》："益肾气，健脾胃，止泻痢，化痰湿，润皮毛。"

明·张景岳《本草正义》："健脾补虚，滋精固肾，治诸虚百损，疗五劳七伤。"

明·贾所学《药品化义》："山药温补而不骤，微香而不燥，循循有调肺之功，治肺虚久咳，何其稳当。因其味甘气香，用之助脾，治脾虚腹泻，怠惰嗜卧，四肢困倦。"

现代临床常用于健脾益肾，治疗脾胃虚弱。山药性平甘，既补脾气又兼补阴，并能收涩止泻，无论脾气虚弱，胃阴不足，均可补脾益气。若脾虚食少，倦怠乏力等，配人参健脾益气。

【现代药理研究】 山药具有诱导产生干扰素，增强人体免疫功能的作用。山药块茎富含多糖，可刺激和调节人类免疫系统，因此常作增强免疫能力的保健药品使用。

【山药食疗方选】

（1）山药炖鸡汤

原料：胡萝卜1根，鸡1只，盐5g，山药250g

制作方法：①山药削皮，洗净，切块；胡萝卜削皮，冲净切块；鸡宰杀后，剁成小块，放入沸水中滚烫，捞出冲净。②鸡肉、胡萝卜先下锅，加水至盖过材料，以武火煮开后转文火慢炖15分钟。加入山药转大火煮沸，转小火续煮10分钟。

功效：此汤具有健脾、厚肠胃、补肺、益肾、补虚、祛邪等功效。适用于治疗脾虚泄泻，久痢，虚劳咳嗽，遗精带下，小便频数等。但不可多吃，因其能引发旧病。

（2）山药红枣糯米粥

原料：山药100g，糯米100g，红枣10枚，白糖或冰糖适量。

制作方法：①山药洗净削皮切块，将糯米、红枣洗净后与山药一起放入锅中。②加水共煮，先武火煮开再转文火慢煮。至粥成时加入适量白糖或冰糖即可。

功效：山药、红枣、糯米粥可健脾补气、养胃和中，常服可健脾、养胃、养肝。

（3）山药排骨粥

原料：山药、排骨、葱、姜、盐、黄酒

制作方法：山药洗净，去皮切断，蒸2分钟。排骨洗净，砂锅加满水，煮开，撇去浮沫。放姜片、葱、姜，加黄酒，转小火，煨一小时，拣去葱姜，放山药，开中火沸腾后再转小火。半小时后加适量盐，继续煨半小时至山药、排骨酥烂即可。

功效：滋养肌肤，滋肾益精补血。

（4）山药豆腐汤

原料：山药适量，蒜头1g，麻油30g，葱、味精各2g，精盐3g

制作方法：①山药去皮，洗净，切成小丁块。②豆腐以沸水烫一下，再切成小丁块。③葱切细末，蒜头打成茸。④锅放炉火上，加入食用油（20g）烧至五分热，放入蒜茸爆香，倒入山药丁翻炒数遍，待沸后倒入豆腐丁，再放入上述调味料，煮沸，撒上葱花，淋上麻油即成。

功效：山药健脾益气，增强消化功能，促进食欲；而豆腐有益气养血、补虚益脏之功，且营养丰富，并有清热作用，因此豆腐合山药，除补益外，更有开胃、清热之效。

【参考资料摘要】山药是中医临床用的最广的补气药，上至心肺，中到脾胃，下至肝肾，五脏皆能相助，尤其是补肺健脾益肾，三脏同补是其一大特点。现在全国各地都在推广种植山药，人们把其当作食品也较为普遍，有的地方与土豆并驾齐驱。因为山药不仅是能治疗多种病的药品，而且确实有与土豆相似的营养价值，现在各大酒店以山药为主的大菜常常成为人们最喜好的菜肴之一。

山药在《神农本草经》中原名薯蓣。歌曰：薯蓣甘温，理脾止泻，益肾补中，诸虚可治。山药为药食同用的最佳之品。临床一般用10～30g，大剂量60～250g也可。

4. **党参**：党参为桔梗科植物党参的根。秋季采挖，除去地上部分，洗净泥土，晒至半干，用手或木板搓揉，使皮部与木质部贴紧，饱满柔软，然后再晒再搓，反复3～4次，最后晒干即成。党参是中医常用补气药，具有补中益气，和胃生津之效。

【性味功能主治】味甘，性平。归脾、肺经。补中益气，和胃生津，祛痰止咳。用于脾虚食少便溏，四肢无力，心悸，气短，口干，自汗，脱肛，阴挺。

《本草从新》："补中益气，和脾胃，除烦渴。"

《中药材手册》："治虚劳内伤，肠胃中冷，滑泻久痢，气喘烦渴，发热自汗，妇女血崩、胎产诸病。"

《本草正义》："党参力能补脾养胃，润肺生津，健运中气，本与人参不甚相远。其尤可贵者，则健脾运而不燥，滋胃阴而不湿，润肺而不犯寒凉，养血而不偏滋腻，鼓舞清阳，振动中气，而无刚燥之弊。且较诸辽参之力量厚重，而少偏于阴柔。高丽参之气味雄壮，而微嫌于刚烈者，尤为得中和之正，宜乎五脏交受其养，而无往不宜也。特力量较为薄弱，不能持久，凡病后元虚，每服二三钱，止足振动其一日之神气，则信乎和平中正之规模，亦有不耐悠久者。然补助中州而润泽四隅，故凡古今成方之所用人参，无不可以潞党参当之，即凡百证治之应用人参者，亦无不可以潞党参投之。"

【现代药理研究】 党参在临床应用较广，这与党参含有多糖和构成营养物质的多种氨基酸、无机元素有关，这些是党参作为补益药的物质基础。其中菊糖不仅是营养素而且是佐剂；铁、铜、钴等微量元素，对血液的生成有重要影响；锌可促进生长发育和提高性功能；钾、钠、钙、镁等元素对调节神经、肌肉的功能和酶代谢，以及维持水电解质平衡，保持人体环境有重要作用。虽然党参较人参作用弱，但基本具人参的功能，故党参代替人参应用于一般性虚证是有科学根据的。用于治疗气虚不足，倦怠乏力，气急喘促，脾虚食少，面目浮肿，久泻脱肛。本品为临床常用的补气药，功能补脾益肺，效近人参而较弱，适用于各种气虚不足者，常与黄芪、白术、山药等配伍应用。如治血虚萎黄及慢性出血疾患引起的气血两亏的病症，配补血药如熟地、当归等。

【党参食疗方选】

（1）党参红枣茶

材料：党参9g，大枣10枚，茶叶适量。

用法：煎汤代茶饮，每剂 1 日内饮完，连续服用。

功用：补脾和胃，益气生津，调和营卫。常用于胃虚食少，病后脾弱便溏，消瘦乏力，心悸怔忡，贫血少津等。

（2）党参酒

材料：党参 40g，白酒 500ml。

制法：将党参切成小段（或不切），置容器中，加入白酒，密封，浸泡 7 日后即可服用。

功用：健脾益气。

主治：脾胃虚弱，食欲缺乏，困倦乏力，肺虚气喘，血虚萎黄，津液不足等证。可用于治疗慢性贫血、白血病、佝偻病等。老年体虚者可经常服用。

用法：口服，每次空腹服 10～15ml，每日早晚各服一次，需坚持长服。

（3）参归猪肝汤

配方：党参 15g，当归身 15g，猪肝 250g，枣仁 10g，生姜、葱白、食盐、味精适量。

做法：先将党参、当归身洗净切薄片，枣仁洗净打碎，加清水适量后煎汤；然后将猪肝切片，与料酒、食盐、味精放入汤内煮至肝片散开，加入拍碎的生姜、切段的葱白，盛入盆内蒸 15～20 分钟。食肝喝汤。

功用：补血宁神。常用于治疗心肝血虚之心悸、失眠、面色萎黄。

（5）参枣米饭

配方：党参 10g，大枣 20 个，糯米 250g，白糖 50g。

用法：党参、大枣放在铝锅内，加水适量泡发后煎煮半小时，捞去党参、枣，汤备用。糯米淘净，加水适量，放在大碗中蒸熟后扣在盘中，把枣摆在上面，再把汤液加白糖煎成黏汁，浇在枣饭上即可。适量食之。

功用：补气养血。常用于体虚气弱、乏力倦怠、心悸失眠、食欲不振、便溏浮肿。

（6）母子平安汤

配方：党参15g，黄芪12g，鹌鹑2只，盐、油酌量。

用法：将鹌鹑剖开洗净，去除内脏，连同党参、黄芪一起放入炖盅内，加适量清水，炖煮约2小时，调味。喝汤食肉。

功用：益气养血。常用于孕妇因工作过劳，睡眠不足，或因气血虚弱，突然晕倒。

（7）参芪羊肉羹

配方：党参5～10g，炙黄芪5～10g，当归身3～5g，羊肉100～150g，生姜3～5g，葱白2～3g，生粉10～15g，细盐适量。

用法：把羊肉洗净后切成小肉丁状、再把生姜、葱白切成末备用。选优质党参、当归身、炙黄芪，用单层纱布一并包扎好，与羊肉丁同时放入砂锅内，加水适量，先用大火烧开，然后改用小火，慢慢把羊肉煨熟。捞出纱布，加入生姜末和葱末，同时调入生粉，放入细盐，再煮5～7分钟即可。以上为1日或2日量，分2～4次温热食用，连吃数日，也可间断食用。

功用：温补气血，滋补强壮。常用于小儿体质羸弱，营养不良。

【参考资料摘要】党参是最常用的补中益气、生津养血药，也是人参的最佳代替品。由于红参的价格昂贵，多以党参代用。党参的地道药材本属山西上党，野生者称野台党，栽培者称潞党参，新中国成立后北方大部分地区都有人工栽培，其中甘肃党参与潞党功能相近，已成为党参的主要产区。我父亲自幼在甘肃学习行医，对甘肃党参的采集加工应用很有经验，后来在疆几十年，他的处方中常用甘党参。"四君子汤""六君子汤""八珍汤""十全大补汤"，这些补气补血，气血双补的养生名方中人参都可用"甘党参"代而用之。我曾在天山脚下采药近 2 月，新疆的党参长在松树林的山坡之下，有的质量比较好，但必须采集后日晒和悬挂阴干相结合，我们开始不懂，采下来用刀剁碎，晒干就和干柴一样。只有成把悬挂在房中，以阴干为主，适当阳光下晒晒，待干后切片，方有药效。

5. **甘草：** 甘草被公认为"中草药之王""百药之首"，中医界自古就有"十方九甘"之说。中医认为，甘草泻火解毒，润肺止咳，补脾缓急而止痛，调和诸药而解毒，生用长于清热解毒、泻火，炙用善于补中益气。《名医别录》称甘草为"国老"。李时珍谓"甘草协和群品，有元老之功，善治百邪，得王道之化，可谓药中之良相也"。

【性味功能主治】 甘草性平，味甘。入心、脾、肺、胃经（归十二经）。补中益气，润肺止咳，缓急止痛，清热解毒，缓和药性。主治脾胃虚弱，中气不足，气短乏力，食少便溏，咳嗽气喘，痈疽疮毒，食物或药物中毒，脘腹或四肢挛急作痛，亦能缓和其他药物的偏性或毒性。

明·倪朱谟《本草汇言》："甘草，和中益气，补虚解毒之药也。健脾胃，固中气之虚羸。协阴阳，和不调之营卫，故治劳损内伤，脾气虚弱，元气不足，肺气衰虚，其甘温平补，效与参芪并也。"

明·李时珍《本草纲目》："炙之则气温，补三焦元气而散表寒，除邪热，去咽痛，缓正气，养阴血……"

现代临床用甘草补中益气，蜜炙后温中益气补虚，缓中健脾，其善走诸经百脉，通达十二经，润养五脏，滋濡静脉，强壮筋肉，并能养血安神。

【现代药理研究】 甘草具有提高免疫功能，抗溃疡，解痉，镇咳祛痰，抗癌，解毒等作用。经药理证实，甘草具有肾上腺皮质激素样作用。

【甘草食疗方选】

（1）猪肝甘草汤

材料：甘草 10g，莲子 100g，大枣 100g，木香 3g，猪脊骨 1 具。

制作方法：木香、甘草用纱布包起来，莲子、大枣去核，猪脊骨洗净后剁碎。上述材料一起放入锅里，加水用文火炖 4～5 个小时，主要是喝汤，肉、莲子、枣也可以吃，分炖食用。

功效：清热解毒，止咳化痰，滋阴健脾。

（2）甘草蜜枣汤：

材料：蜜枣 10 枚，生甘草。

制作方法：将蜜枣、生甘草放入砂锅内，加水 2 碗，煎煮至 1 碗（约 300 毫升），去渣饮服，每日 2 次。

功效：补中益气，润肺止咳，适用于慢性支气管炎咳嗽、咽干喉痛及肺结核咳嗽等。

（3）甘草绿豆煲米饭

材料：生甘草 30g，绿豆 100g，大米 100g。

制作方法：生甘草切片，绿豆、大米淘洗干净。把大米、生甘草、绿豆同放锅内，常规加水煲饭，煲熟即成。

功效：生津止渴，清热解毒。

（4）甘麦大枣汤

材料：淮小麦 100g，大枣 10 枚，炙甘草 10g。

制作方法：先用水煮炙甘草，取汁，再用炙甘草汁煮小麦和大枣，水沸后改小火，煨至小麦烂熟成稀粥即可。

功效：养心宁神，和中缓急。用于心肝血虚所致的精神恍惚、悲伤欲哭和烦躁欲死等症。

【参考资料摘要】古谓甘草能通行十二经，说明甘草药用范围之大，现代教科书将甘草列为补气药门下，突出了其补脾益气的功效。笔者认为缓和药性，调和百药应为甘草第一功。凡是老中医几乎方方离不开甘草，绝大部分是用其"调和"之功效。歌曰"生则泻火，炙则温中"之语，说明生甘草能清火解毒，蜜炙的炙甘草能补中缓急。笔者临床所见，蜜炙须到位才有温中之效，尤其是作为中上焦范围的滋补药一定要依法炮制，北京中医院张炳厚教授用炙甘草汤治疗心律不齐等病，将药物用量加大，效果较明显。我曾因饮酒患心房颤动，先后三次熬膏方而愈，大剂量用炙甘草是其中之因，仅供参考。生甘草作为缓和他药之用，炙甘草作补益气血之用，应是众医之共识。养生先养心，养心就用炙甘草汤。

6. **黄芪**：黄芪为中医最常用中药，始载于《神农本草经》，列为上品，原名"黄耆"。《本草原始》称："耆者年高有德之称，耆者历年久而性不燥，此药性缓如之，故得以耆称。"张锡纯谓："为补气之功最优，故推为补药之长，而名之曰耆也。"

【性味功能主治】性甘，微温。归脾、肺经。具有补气升阳、益气固表、托毒生肌、利水消肿的功效。

《珍珠囊》记载："黄芪甘温纯阳，其用有五：补诸虚不足，一也；益元气，二也；壮脾胃，三也；去肌热，四也；排脓止痛，活血生血，内托阴疽，为疮家圣药，五也"。

李时珍《本草纲目》："黄芪色黄，为补药之长。"

《本草正义》："黄芪，补益中土，温养脾胃，凡中气不振，脾土虚弱，清气下陷者最宜。其皮直达人之肤表肌肉，固护卫阳，充实表分，是其专长，所以表虚诸病，最为神剂。"

【现代药理研究】黄芪具有补气固表，利尿托毒，排脓，敛疮生肌之效。现多用于气虚乏力，食少便溏，中气下陷，久泻脱肛，便血崩漏，表虚自汗，气虚水肿，痈疽难溃，久溃不敛，血虚萎黄，内热消渴，以及慢性肾炎蛋白尿、糖尿病。

【黄芪食疗方选】

（1）黄芪内金粥

用料：生黄芪 12g，生薏米、赤小豆各 10g，鸡内金粉 7g，金橘饼 1 个，糯米 80g。

制法：将生黄芪加水煮 20 分钟，取汁，加入生薏米、赤小豆、糯米煮成粥，再加入鸡内金粉即可。

功效：消食和胃。用于脾虚湿滞食停所致脘腹胀闷、食欲不振、体困便溏等。

（2）黄芪排骨汤

材料：猪排骨 500g，黄豆 50g，大枣 10 枚，黄芪 20g，通草 20g，生姜片、盐各适量。

制作方法：①将猪排骨洗净，剁成块；黄豆、大枣、生姜洗净；黄芪、通草洗净，用纱布包好，做成药包。②锅内加水，用中火烧开，放入排骨、黄豆、大枣、生姜和药包，用文火煮 2 小时，拣去药包，加盐调味即成。

功效：益气养血通络。

（3）党参黄芪炖鸡

材料：母鸡（柴鸡或绿乌鸡）1 只，党参 50g，黄芪 50g，红枣 10g。

制作方法：①将母鸡下沸水锅中焯去血水洗净，红枣洗净去核，党参、黄芪用清水洗净、切段。②将鸡放入炖盅内，加适量水，放入党参、黄芪、红枣、料酒、精盐、味精、姜片，再放入笼内蒸至鸡肉熟烂入味，取出即成。

功效：健脾胃，补气益血，提高人体免疫力，强壮身体，延年益寿。

（4）黄芪红枣茶

材料：黄芪 3～5 片，红枣 3 粒。

制作方法：红枣用温水泡发洗净后去核（不去核会有些燥热，如果体质比较寒的也可以不去核）。黄芪和红枣用清水浸泡20～30分钟（正常煎中药都需要把药材泡20～30分钟，以便于药性的析出）。点火，煮滚以后转小火煮20分钟以上（不要用电磁炉，要用明火）。

功效：益气养血。

【参考资料摘要】 歌曰："黄芪性温，收汗固表，托疮生肌，气虚莫少。"基本上概括了黄芪的功用。黄芪是补气之要药，而且有 特点"补而不守"，党参是"补而不走"，就是说黄芪之补十分广泛，上能升阳，中能提气，下能利水，能与多种药相配合，能收能补能利水，且可生肌托疮。黄芪的道地药材是生长在内蒙古，北方各省皆栽培，甘黄芪和甘党参、当归一样已成为甘肃的主要药材，也是主要的农副产品。黄芪作为食疗之品已经家喻户晓。

（二）补血药物

1. 当归： 当归药用历史悠久，首载于《神农本草经》，列为上品，为中医常用妇科血病圣药，具有补血，活血，调经止痛，润肠通便功能。

【性味功能主治】 味甘，性温，归肝、心、脾经。其能补血，活血，调经止痛，润燥滑肠。主血虚诸证，用于月经不调，经闭，痛经，癥瘕结聚，崩漏，虚寒腹痛，痿痹，肌肤麻木，肠燥便难，赤痢后重，痈疽疮疡，跌扑损伤。

《药性论》："当归，臣，恶热面，止呕逆，虚劳寒热，破宿血，主女子崩中，下肠胃冷，补诸不足，止痢腹痛。"

《本草正》："其味甘而重，故专能补血，其气轻而辛，故又能行血，补中有动，行中有补，诚血中之气药，亦血中之圣药也。""大约佐之以补则补，故能养荣养血，补气生精，安五脏，强形体，益神志，凡有形虚损之病，无所不宜。佐之以攻则通，故能祛痛通便，利筋骨，治拘挛、瘫痪、燥、涩等证。"

【现代药理研究】 当归主含挥发油、叶酸、维生素 B_{12}、阿魏酸等，能显著促进血红蛋白、红细胞的生成，故有抗恶性贫血作用。对子宫有双相调节作用。有扩张冠状动脉，增加冠脉血流量，抗心肌缺血，抗心律失常，扩张血管，以及抗氧化和清除自由基作用。能增强免疫力，保护肝脏，防止肝糖原减少。并有镇静、镇痛、抗炎、抗缺氧、抗辐射损伤、抗肿瘤、抗菌、美容等作用。祖国医学认为，当归味甘而重，故专能补血，其气轻而辛，故又能行血，补中有动，行中有补，为血中之要药。因而，它既能补血，又能活血，既可通经，又能活络。凡妇女月经不调，痛经，血虚闭经，面色萎黄，衰弱贫血，子宫出血，产后瘀血，例经（月经来潮时，出现口鼻流血）等妇科常见病，都可以用当归治疗。

【当归食疗方选】

（1）当归乳鸽汤

原料：鸽子一只，姜片、大葱段、料酒、红枣、枸杞少许，小人参少许，当归头、制首乌、桑葚、茯苓、莲米、灵芝适量。

制作方法：鸽子洗净，放入滚水里面，加点料酒，去血后捞出洗净。放入姜片、葱段、枸杞、红枣，小火炖 2 小时。用筷子刺几下，比较容易熟烂。不需要鸽子是完整形状的，提前切开更好。小火炖 20 分钟，最后再放入枸杞，先放营养容易丢失。最后放调料盐、鸡精调味即可。

功效：益气血，补虚损。适用于病后或产后身体虚弱、心悸气短、倦怠乏力、失眠健忘、记忆力下降、食欲不佳，以及贫血、神经官能症和更年期综合征等。

（2）当归生姜羊肉汤

原料：当归 15g，生姜 15g，羊肉 200g。

制作方法：将生姜切片，羊肉切小块，当归切薄片，同放锅内加清水适量煮汤，待羊肉熟烂后再放葱花、胡椒粉、猪油、味精、食盐调味，饮汤食肉。

功效：补血调血，散寒开胃，益气健脾，温经止痛。可用于治疗产后血虚腹疼，头晕目眩，寒凝气滞所致的胸闷腹疼、月经不调、四肢不温、倦怠少气、食欲不振等一系列妇科疾病。

（3）当归黄汤

原料：当归15g，黄花20g，瘦肉150g。

制作方法：当归切薄片，黄花切段，瘦肉切片，同放入锅内加清水适量煮汤，食肉饮汤。

功效：当归养血补血，黄花补虚疗损和血脉，瘦肉益气养血，此方适用于产后或病后血虚所致的经闭腹痛、身体虚弱、贫血、神经衰弱、气虚乏力、头晕目眩、记忆力下降、食欲不振、月经不调等症。

（4）当归首乌鸡肉汤

原料：当归20g，何首乌20g，鸡肉200g，枸杞15g。

制作方法：将鸡肉洗净切块，与当归、何首乌、枸杞同放锅内，加清水适量，煮至鸡肉烂熟时放入生姜、葱花、食盐、味精调味，饮汤食肉。

功效：补肝肾，益气血。适用于肝血不足所致的身体虚弱、头晕目眩、倦怠乏力、心悸怔忡、失眠健忘、食欲不佳等症的补养和治疗。

（5）当归益母蛋

原料：当归20g，益母草30g，鸡蛋2个。

制作方法：原料同放入锅内加适量清水煮至蛋熟，取出去壳，用针扎数个孔，再放药汁中煮3~5分钟，即可吃蛋饮汤。每日1次，连服30天为一个疗程。

功效：养血益肾，调经止痛，安胎。适用于肾虚血亏、气滞血瘀、寒凝阻引起的月经不调、行经腹疼、子宫内膜异位、不排卵或输卵管阻塞等病症。

（6）归参猪心汤

原料：猪心 1 个、当归 15g，党参 20g（或人参 10g）。

制作方法：将党参、当归洗净放入水中煮 30 分钟，去药渣，再加入适量清水，放入猪心、生姜、葱、胡椒、食盐，煮至猪心烂熟即可饮食。

功效：本方有益气、养血、补血之功效，适用于心悸怔忡、气短乏力、贫血及神经衰弱等病症。

【参考资料摘要】当归是妇科血病首选药物，是补血药之第一，是我国多省所产的名贵药材，地道药材尤以甘肃岷县等地为最优。先父用当归有其独特之处。一般方中用当归皆用酒洗，处方名"酒当归"；血虚肠燥便秘用"油当归"，以少量清油拌炒，配肉苁蓉、麻仁之类用。他特别强调补血用大当归即当归身，破血用当归尾，一般补血活血用全当归。当归为血中之气药，补而能动，行而有补，即能补血又能行血，故把当归、黄芪、山茱萸、枸杞子与参茸、三七配合炮制药酒，一般虚损皆可用之。这类养生之酒早晚各服 20 毫升，十分有利健康长寿。

2. **地黄**：地黄是我国著名的传统常用大宗中药材，是我国著名的"四大怀药"之一，曾有怀庆府河内县令范照黎称赞四大怀药诗《咏怀药》："乡民种药是生涯，药圃都将道地夸，薯蓣（怀山药）篱高牛膝（怀牛膝）茂，隔岸地黄（怀地黄）映菊花（怀菊花）。"地黄至今有 2000 多年的药用历史，延续至今，并远销海外 60 多个国家和地区。常用的地黄即古人所称的干地黄。《神农本草经》列为上品，清代名医张志聪解释说："地黄入土最深，其根延蔓地内而多汁，如骨之有髓，故名。"古人认为久服地黄可以强身，延年益寿。

【性味功能主治】性寒，味甘，苦，归心、肝、肾经。清热，养阴生津，凉血止血。用治热病烦渴，阴虚作热，消渴，斑疹发热，吐血，血衄，崩漏，月经不调，胎动不安，阴伤便秘等。

陶弘景《名医别录》："味甘，无毒。主男子五劳七伤，女子伤中，胞漏，下血，破恶血，溺血，利大小肠，去胃中宿食，饱力断绝，补五脏内伤不足，通血脉，益气力，利耳目。"

明·缪希雍《本草经疏》："乃补肾家之要药，益阴血之上品。"

清·张璐《本经逢原》："干地黄心紫通心，中黄入脾，皮黑归肾，味厚气薄，内专凉血滋阴，外润皮肤荣泽，病人虚而有热者，宜加用之。"

明·李时珍《本草纲目》："填骨髓，长肌肉，生精血，补五脏、内伤不足，通血脉，利耳目，黑须发。"

【现代药理研究】地黄有止血和促进造血细胞功能的作用，有增加小鼠心肌血流量及降压、降血糖作用。地黄提取物能对抗地塞米松对垂体－肾上腺皮质系统的抑制作用，防止糖皮质激素引起的肾上腺皮质萎缩和皮质酮水平下降。地黄可增加细胞免疫功能，促进网状内皮系统的吞噬功能，增加外周血 T 淋巴细胞；还有抗肿瘤、抗炎、镇静和促进大鼠肝、肾组织蛋白合成的作用。

【地黄食疗方选】

（1）地黄粥

原料：生地黄汁约 50 毫升（或干地黄 60g），粳米 100g。

做法：取新鲜生地黄适量，洗净后切段，每次榨取生地黄汁约 50 毫升，或用干地黄 60g 煎取药汁。粳米加水煮沸后加入地黄汁，煮成稀粥。

功效：清热生津，凉血止血，适用于消渴病及热病后期，阴液耗伤，低热不退，劳热骨蒸，或高热心烦，口干作渴，口鼻出血。

（2）地黄炖乌鸡

原料：生地黄、饴糖各 150g，雌乌鸡 1 只（重约 1000g）。

做法：乌鸡宰杀，去毛、内脏，洗净。生地黄洗净，切成条状，加饴糖拌匀，装入鸡腹内。将鸡仰置瓷盆中，隔水用文火蒸熟即成。

功效：补髓填精，补脏益智，适用于用脑过度，脑髓不足而见头转耳鸣、记忆力减退、腰膝酸痛、神疲气短等症。

（3）导赤清心粥

原料：生地黄汁 50 毫升，连心麦冬 6g，莲子心 3g，竹叶卷心 20 支，灯芯草 2 棵，雪梨 1 个，粳米 20g，砂糖适量。

做法：将前五味药洗净后加水共煎，去渣取汁。雪梨去皮捣烂取汁。粳米洗净煮粥，待沸后先下药汁，后下梨汁。粥熟后调入砂糖即可。

功效：清心凉营，适用于伏暑、邪在营血，症见发热日轻夜重、心烦不寐、口干渴不欲饮、小便短赤热痛、舌绛等。

（4）地黄蒸白鸭

原料：生地黄 100g，白鸭 1 只，山药 200g，橘皮 20g，葱末、姜末、胡椒粉、黄酒、清汤、盐各适量。

做法：鸭宰杀，去毛及内脏，洗净切成块，用盐、胡椒粉、黄酒、葱末、姜末腌渍。生地黄用水洗净，切片，与橘皮装入纱布袋内，放在碗底；将山药去皮，切片，与鸭肉同放在药袋上，加入清汤，入锅隔水蒸约 2 小时，待肉烂熟后，去药袋即成。

功效：清肺补血，利水消肿，健脾止渴，固肾益精，理气健胃，燥湿化痰。此外，该药膳还有祛斑增白之功效，可用于辅助治疗黄褐斑。

【参考资料摘要】熟地是干地黄经加工而成。通常以酒、砂仁、陈皮为辅料，经反复蒸晒，至内外色黑、油润，质地柔软黏腻，甘微温，归肝、肾经。先父常在冬季进补时用熟地，我曾亲眼见其九蒸九晒熟地，"九地"的疗效是明显的。"生地微寒，能消渴热，骨蒸烦劳，养阴凉血"；"熟地微温，滋肾补虚，益髓填精，乌须黑发"，现代教材书中将生地列为清热凉血药，将熟地列为补血药，与加工有十分密切的关系。有时候我们把生地和熟地同用，取其各自的功能，既能凉血又能补血，名方"百合固金汤"即用二地黄。

3. **阿胶：**阿胶为马科动物驴的皮，经煎煮、浓缩制成的固体胶，原产自山东省泛东阿区，至今已有近三千年历史。阿胶是传统的滋补上品、补血圣药。

【性味功能主治】味甘平，入肺、肝、肾经，具有补血止血、滋阴润燥等功效，药食两用，长期服用可补血养血，美白养颜，抗衰老，抗疲劳，提高免疫力，适用人群广泛。李时珍《本草纲目》载："弘景曰：'出东阿，故名阿胶'。"阿胶是中药材中典型的最讲究"道地性"的药材，道地阿胶必汲取东阿之水，得传承人之奇秘技艺炼制而成。道地阿胶表面平整，无油气孔，质硬而脆，断面光亮细腻，碎片对光照视呈棕色半透明状，李时珍赞其"黄透如琥珀色，光黑如瑿漆"。

《神农本草经》云："阿胶，一名傅致胶。味甘、平。主治心腹内崩，劳极，洒洒如疟状，腰腹痛，四肢酸疼，女子下血，安胎。久服轻身益气。"

《本草纲目》云："主心腹内崩，劳极洒洒如疟状。腰腹痛，四肢酸痛，女子下血，安胎，丈夫小腹痛，虚劳羸瘦。阴气不足，脚酸不能久立。养肝气，益肺气。肺虚极损，咳嗽唾脓血，非阿胶不补。"

《名医别录》："微温，无毒。元素云：性平味淡。气味俱薄。可升可降，阳中阴也。入手太阴、足少阴、厥阴经。其主女子下血，腹内崩，劳极洒洒如疟状，腰腹痛，四肢酸疼，胎不安，及丈夫少腹痛，虚劳羸瘦，阴气不足，脚酸不能久立等证，皆由于精血虚，肝肾不足，法当补肝益血。经曰：精不中者，补之以味。味者，阴也。补精以阴，求其属也。此药得水气之阴，具补阴之味，俾入二经而得所养，故能疗如上诸证也。血虚则肝无以养，益阴补血，故能养肝气。入肺肾补不足，故又能益气，以肺主气，肾纳气也。气血两足，所以能轻身也。今世以之疗吐血、衄血、血淋、尿血、肠风下血、血痢、女子血气痛、血枯、崩中、带下、胎前产后诸疾，及虚劳咳嗽，肺痿，肺痈脓血杂出等证神效者，皆取其入肺入肾，益阴滋水，补血清热之功也。"

【现代药理研究】 补血止血，滋阴润燥。有止血、抗疲劳、抗休克、抗辐射、耐寒冷、提高机体免疫功能等作用。阿胶在临床上既可单味使用，又可以配伍应用，还可以通过饮食疗法达到强身健体、延缓衰老、延年益寿的目的。另外，已有研究表明，阿胶对抑制和杀伤癌细胞具有明显效果，说明其具有抗肿瘤的作用。

【阿胶食疗方选】

（1）阿胶枸杞鸡

原料：阿胶 30g，鸡一只，枸杞 15g，葱姜适量。

制作方法：阿胶砸碎放杯中，加黄酒隔水炖烊。鸡洗净后放锅内，加生姜、葱，加足水量，炖半小时左右，去姜葱，加枸杞，倒入烊化的阿胶，并加盐，再炖 15 分钟，加味精调味食用。

功效：滋阴补肾，防阴虚肾亏。

（2）阿胶海参粥

原料：阿胶 10g，红糖 20g，海参（干品）50g，粟米 100g，葱花、姜末、精盐、黄酒等调料各适量。

制作方法：将阿胶洗净后加水煮沸，待完全烊化后，保温待用。海参泡发，洗净后切成黄豆大小的小丁备用。淘净粟米，放入另一砂锅内，加适量水，大火煮开，改用小火煮至粟米酥烂，调入阿胶拌匀。加入海参小丁及红糖继续煮5～10分钟，然后加葱花、姜末、盐、味精。可加少量黄酒，再继续煨煮至沸，即可食用。

功效：养阴补肾，填精补血。老人及气血两亏者，以及肝肾阴虚者可以常服。

（3）阿胶莲子粥

原料：莲子30g，阿胶10g，糯米100g。

制作方法：莲子用热水浸泡片刻，去莲子心后待用。阿胶敲碎后研成细末，放入有莲子的碗内，搅拌均匀，隔水蒸熟，加入事先熬好的糯米粥即成。

功效：健脾益气养神。

（4）阿胶葱白蜂蜜饮

原料：阿胶原粉、葱白各10g，蜂蜜15g。

制作方法：葱白洗净切段，与蜂蜜一起放入炖杯中，加水200毫升。阿胶放入碗中，加水20毫升，蒸化待用。炖杯用武火烧沸，转文火继续煮15分钟后加入炖化的阿胶拌匀即可。

服法：每日一次，每次一杯，饭前温服。

功效：滋阴补血，润肠通便。

（5）阿胶红枣鸡蛋汤

材料：阿胶，红枣5颗，鸡蛋1个。

制作方法：红枣和鸡蛋同煮至沸腾8分钟，鸡蛋捞起剥壳后放回汤内再煮8分钟，再放入红糖炖煮片刻，最后倒入碗内，混合碎阿胶服用。

服法：喝胶吃蛋，在女性月经干净后连续吃4～5天，每天1次。

功效：补身效果事半功倍，能改善女性手脚冰凉的状况。

（6）阿胶茯苓炖猪瘦肉

材料：阿胶、人参、茯苓、陈皮、白术、猪瘦肉 100g。

制作方法：人参、茯苓、陈皮、白术一同炖瘦肉，倒入碗里混合碎阿胶后服用。

服法：每周 1~2 次。

功效：调和气血，滋养脾胃。

（7）阿胶花胶鸡蛋汤

材料：阿胶，花胶，鸡蛋 1 个，枸杞适量。

制作方法：用姜和水泡花胶 6 个小时后，用冰糖炖煮 2.5~3 个小时，再打入 1 个鸡蛋，炖煮一两分钟，再倒入碗内，混合碎阿胶后服用。

服法：夫妇同服，一周 2~3 次。

功效：养阴，养精，助孕。

【参考资料摘要】东阿阿胶为地道之药品，新疆的驴皮熬的胶疗效也不差，我们应用多年。阿胶既是补血圣药，又是止血良药。凡是出血的患者以阿胶为主方用药，其效十分满意。先父应用几十年，我又继承其常用的加味黄连阿胶鸡子黄汤，治各种出血很灵验，小儿鼻衄 3~5 剂就能止住，肌衄、舌衄、吐血、下血皆可用。尤其是妇女崩漏，用黄连 10g，黄芩 15g，生白芍 15g，白茅根 30g，焦山栀 15g，侧柏炭 15g，水煎趁热兑入 15g 阿胶中，并速加鸡子黄搅匀内服，其效甚为快速，流血多或日久淋漓不尽者可每剂加三七粉 6g 冲服。

作为补血药的阿胶在养颜养生方面也有独特的作用，人们常以保健品服用。

4. **龙眼肉**：桂圆因其种圆黑光泽，种脐突起呈白色，看似传说中"龙"的眼睛，所以得名。始载于《神农本草经》，列为中品。

【**性味功能主治**】味甘，性温。入心、脾经。具有补益心脾、养血宁神、健脾止泻、利尿消肿等功效。适用于病后体虚、血虚萎黄、气血不足、神经衰弱、心悸怔忡、健忘失眠等病症。

《药品化义》："桂圆，大补阴血，凡上部失血之后，入归脾汤同莲肉、芡实以补脾阴，使脾旺统血归经。如神思劳倦，心经血少，以此助生地、麦冬补养心血。又筋骨过劳，肝脏空虚，以此佐熟地、当归，滋补肝血。"

《神农本草经》："主五脏邪气，安志厌食，久服，强魂，聪明。"

《滇南本草》："养血安神，长智敛汗，开胃益脾。"

《泉州本草》："壮阳益气，补脾胃。治妇人产后浮肿，气虚水肿，脾虚泄泻。"

《得配本草》："益脾胃，葆心血，润五脏，治怔忡。"

【现代药理研究】龙眼肉能够补益心脾，养血安神。可用于气血不足、心悸怔忡、健忘失眠、血虚萎黄。对于治疗虚劳羸弱、失眠、健忘效果显著。

【龙眼肉食疗方选】

（1）龙眼肉粥

材料：龙眼肉 10g，大枣 5 枚，大米 100g，白砂糖适量。

制作方法：龙眼去皮取肉，大米淘净，大枣去核，与龙眼、大枣同放锅中，加清水适量，煮为稀粥，每日 1～2 剂。喜好甜食者，可加白糖适量同煮服食。

功效：养心安神，健脾补血。适用于心血不足所致的心悸，失眠，健忘，贫血，脾虚泄泻，浮肿，以及神经衰弱，自汗盗汗等。

（2）桂圆萝卜粥

材料：桂圆 15g，胡萝卜 30g，粳米 50g，白糖适量。

制作方法：桂圆、胡萝卜洗净切碎，粳米洗净，与桂圆、胡萝卜同入砂锅中加适量水煮粥，粥成，以白糖调味即可。

功效：安神补血，养心健脾。食用可增强体质，提高记忆力。风寒感冒、畏冷发热者忌食。

（3）桂圆酒

材料：桂圆50g，枸杞子20g，当归、菊花各60g，白酒700毫升。

制作方法：将桂圆、枸杞、当归、菊花装入纱布袋，放入容器中，加白酒密封浸泡30天，过滤去渣，即可饮用。

功效：养血润肤，滋补肝肾。

（4）红豆杞子桂圆汤

材料：红豆80g，枸杞40g，桂圆20g，陈皮10g，乌鸡1只，食盐少许。

制作方法：先将乌鸡洗干净，去毛及内脏，放入沸水余烫5分钟左右，捞起沥干水备用；红豆用清水浸透，洗干净，沥干水备用；枸杞用清水浸透，洗干净，沥干水备用；桂圆、陈皮分别用清水洗干净备用。瓦煲内加入适量清水，先用猛火煲至水沸，然后放入以上全部材料，候水再滚起，改用中火继续煲3小时左右，以少许食盐调味，即可饮用。

功效：健脾补血，养心安神，健体养颜。

（5）白术龙眼肉茶

材料：白术（炒）20g，生山药30g，龙眼肉15g。

制作方法：将上三味药洗净同入锅，煎煮40分钟，去渣取汁即成。代茶，频频饮用，当日饮完。

功效：健脾益气，助运止泻。适用于大便溏薄不成形、次数增多等亚健康状态，对兼有体质虚弱者尤为适宜。

5. **红枣**：红枣是一种营养佳品，被誉为"百果之王"。首载于《神农本草经》，列为上品。

【性味功能主治】味甘，平，无毒。治心腹邪气，安中养脾，助十二经，平胃气，通九窍，补少气，少津液，身中不足，大惊，四肢重，和百药。久服轻身，长年。红枣具有补虚益气、养血安神、健脾和胃等功效，对脾胃虚弱、气血不足、倦怠无力、失眠等疾患的人而言，是良好的保健营养品。

《神农本草经》："味甘、平，无毒。治心腹邪气，安中养脾，助十二经，平胃气，通九窍，补少气，少津液，身中不足，大惊，四肢重，和百药。久服轻身，长年。"

《本草纲目》记载大枣味甘、性温，补中益气，养血生津。用于治疗"脾虚弱、食少便溏、气血亏虚"等病症。

《名医别录》："无毒。补中益气，强力，除烦闷，治心下悬，肠澼。久服不饥神仙。"

《本草从新》："补脾胃，润心肺，调营卫，和百药。"

【现代药理研究】 大枣老少皆宜，尤其是中老年人、青少年、女性的理想天然保健品，也是病后调养的佳品。特别适宜慢性肝病、胃虚食少、心血管疾病、脾虚便溏、过敏性紫癜、支气管哮喘、荨麻疹、过敏性湿疹、过敏性血管炎、气血不足、营养不良、心慌失眠、贫血头晕等患者食用。此外，肿瘤患者因放疗、化疗所致骨髓不良反应也宜食用。

【大枣食疗方选】

（1）大枣桂莲粥

材料：大枣 15g，桂圆肉、莲子（去心）各 15g，冰糖适量，粳米 100g。

制作方法：将粳米、大枣、莲子一同入锅，加水适量，用火熬煮。待粥煮至浓稠时加入桂圆肉和适量冰糖，再煮片刻即可食用。

功效：生津润燥，安神养血，润肠固涩。可用于因心脾两亏、气血不足所致的食欲不振、四肢无力、失眠多梦等症，并对阳痿、遗精、早泄等有良效。

（2）大枣炖兔肉

材料：大枣 20g，兔肉 500g。

制作方法：兔肉洗净切块，加黄酒、盐腌渍 20 分钟。大枣放锅底，上放兔肉，加生姜片、葱等调料及水少许，炖煮至熟烂即可佐餐食用。

功效：滋阴补中，益气健脾，养血补血，护肤美容。

（3）大枣肉丸汤

材料：大枣 50g，猪瘦肉 200g，莲子（去心）30g，白芍、甘草各 10g，木香 3g。

制作方法：将瘦肉剁成肉泥做成丸，木香、甘草入布袋，大枣、白芍、莲子洗净，一同入锅，加水适量。先用旺火煮沸，再用文火炖煮 30 分钟后，去药袋，放入肉丸子，再煮一会，即可调味食用。

功效：补脾益气，养血益肾，生津止渴。可用于糖尿病引起的消渴、善饥、尿多、潮热、盗汗或自汗之症。

（4）大枣耳芪汤

材料：大枣 20g，黑木耳 20g，黄芪 10g，芍药 10g，冰糖适量。

制作方法：先将黄芪、芍药捣成粗末装入布袋，黑木耳用清水泡发洗净，大枣也洗净，与药布袋一同入锅。加水适量煎煮 20 分钟，去药袋，加冰糖调味，分 3 次服用，连服数日。

功效：补血益气，养阴生津。适用于气虚乏力、盗汗自汗、心烦失眠、神经衰弱、贫血等病症。

（5）大枣参杞膏

材料：大枣 30 个，玄参 30g，乌梅 6 个，杞子 15g。

制作方法：加水 4 碗，煮沸 20 分钟后加入适量冰糖（也可用红糖），煎至微稠，待稍凉后用容器装之备用。一般每次 2 汤匙，每日 2 次。

功效：补中益气，养血补血。更适合于体虚、脾胃弱或手术之后的调养。

【参考资料摘要】 先父每天开几百服汤药，方中有大枣的占50%以上。作为营养品，红枣补血补气之功应为诸果之王。作为调和药，红枣与甘草有许多相似功能，助十二经，通九窍，平胃气，和百药。因此如何灵活在处方后应用生姜、大枣与甘草，显得十分重要。"和百药"者，或改变他药之味，或调节他药之性，或引他药归其经，尤以保护胃气为最重要之能。

歌诀中有"中满休嚼"之说，是因本品味甚甘，容易助湿生痰，因此由痰湿引起的胸中胀满，胃肠积聚等证不用红枣为好。

（三）补阳药物

1. **鹿茸：** 鹿茸是指梅花鹿或马鹿的雄鹿未骨化而带茸毛的幼角。雄鹿的嫩角没有长成硬骨时，带茸毛，含血液，叫作鹿茸。是一种贵重的中药，用作滋补强壮剂，对虚弱、神经衰弱等有疗效。鹿茸中含有磷脂、糖脂、胶脂、激素、脂肪酸、氨基酸、蛋白质及钙、磷、镁、钠等成分，其中氨基酸成分占总成分的一半以上。李时珍在《本草纲目》上称鹿茸"善于补肾壮阳、生精益血、补髓健骨"。全世界的鹿约有 40 多种，分布在我国的有 19 种。

【性味功能主治】 性味甘、咸、温，无毒。归肝、肾经。有补肾阳，益精血，强筋骨的功效，临床应用治疗肾阳不足，精血亏虚之畏寒肢冷，阳痿早泄，宫冷不孕，小便频数，腰膝酸痛，头晕耳鸣，精神疲乏等病证。亦用于治疗精血不足，筋骨无力，或小儿先天、后天不足所致发育不良，以及妇女冲任虚寒，带脉不固，脾不统血，崩漏不止，脾虚有湿，带下过多。

《本草纲目》："生精补骨道，养血益阳，强筋壮骨，治一切虚损，耳聋，目眩，眩晕，虚痢。"

《日华诸家本草》载其能"补男子腰肾虚冷，脚膝无力，精溢自出，女子崩中漏血，赤白带下""壮筋骨"。

现代临床用其治疗精血俱虚，营卫耗损，肢体倦乏，一切虚弱之证。鹿茸的保健作用非常强，是良好的健身强壮药。

【现代药理研究】鹿茸具有较强的抗疲劳作用，能增强耐寒能力，加速创伤愈合，刺激肾上腺皮质功能。亦能促进生长发育，改善睡眠和食欲，改善蛋白质和能量代谢，具有强壮身体、抵抗衰老的作用。

【鹿茸食疗方选】

（1）鹿茸烧甲鱼

用料：甲鱼750g（无甲鱼可用土鸡代替），鹿茸片10g，香菜末、葱段、姜片、花椒、料酒、味精、酱油、白糖、猪油、鸡汤、湿淀粉各适量。

制法：宰杀甲鱼，洗净，用酱油浸泡入味；油锅烧热，将甲鱼炸成金黄色。锅内留油，将葱、姜、花椒制成调味油；把甲鱼置碗内，加调味油、料酒、酱油、味精、鸡汤、白糖、鹿茸片，上笼蒸熟，将原汤沥出，再用少许原汤烧开，用湿淀粉勾芡，撒上香菜末，装盘。

功效：养血补血，温补肾阳，滋阴益气。适用于阳痿、滑精、腰痛肢软、身体虚弱等病症。

（2）鹿茸香菇菜心

原料：鹿茸片10g，香菇200g，青菜心300g，玉兰片50g，姜末10g，白酒20g，猪油75g，精盐5g，清汤200g，味精、料酒各适量。

制法：鹿茸片加白酒，分两次浸泡，得鹿茸浸泡酒液，浸泡后的鹿茸片留取备用。将锅放在火上，加入猪油，油热时，先将姜末下锅炸一下，随即将香菇、青菜心下锅，用勺煸炒，加入味精、料酒、盐、清汤及鹿茸白酒提取液，把料搅匀倒汁。汁浓时，勾入流水芡，起锅盛在盘内，把留取的鹿茸片点缀在菜上即成。

功效：适宜于年老体弱或久病气虚、气短乏力、食欲不振、阳痿滑精、腰膝酸冷、眩晕耳鸣等症。

（3）鹿茸蒸蛋

原料及制法：鹿茸5g，研细末，鸡蛋2个。鸡蛋敲破，倾入碗中，放入鹿茸及盐、胡椒粉，一并调匀，蒸熟食。

功效：补肾壮阳，益精血。用治体弱阳虚，精血不足，阳痿，夜尿多，于足欠温，或血压偏低。

（4）鹿茸乌龙茶

原料：鹿茸0.5g，乌龙茶5g。

制作方法：沸水泡茶饮。

功效：温肾壮阳，治疗阳虚肝冷，阳痿。1杯可冲泡3~5次

适用范围：用于肾阳不足所致的偏头痛者。症见头痛头晕，头脑空虚，反复发作，日久不愈，遇寒尤甚，腰酸肢冷，小便清长，舌淡胖，苔白腻，脉沉弱。

（5）鹿茸炖猪腰

原料：鹿茸10g，猪腰2只，料酒、精盐、味精、白糖、葱花、姜丝适量。

制作方法：将鹿茸磨成细粉，将猪腰洗净，去臊腺切成腰花。锅内放鹿茸、猪腰，再加料酒、精盐、味精、白糖、葱花、姜丝，武火烧沸，改为文火炖至腰花熟而入味，即可出锅。

特点：猪腰又称猪肾，具有补肾气的功效，与鹿茸相配成菜，补肾功效更强。多用于治疗肾虚腰痛、阳痿、滑精、子宫虚冷等病症。阴虚火旺者忌食。

【参考资料摘要】鹿茸能生精补骨，养血益阳，治一切虚损。我发明的肾泰脾康片（亦名参茸健脾益肾片）有补肾壮阳，健脾益

气，颐养阴精之功，常用于治疗慢性中老年消化不良，慢性肠胃炎，癌性发热、疼痛，尤其可以抗疲劳。对常见的恶性肿瘤放化疗引起的副作用有一定的扶正消除作用。该方首用君药就是鹿茸。临床应用几十年能够治疗男女不孕不育，且长于男性不育症。根据我院多名男性服用肾泰脾康的情况，解决了多年不育的情况，且生男孩尤为明显，有待进一步深入研究。

2. **肉苁蓉**：始载于《神农本草经》，列为上品。李时珍认为"此物补而不峻，故有从容之号。从容，和缓之貌"。

【**性味功能主治**】性温，味甘、咸。归肾、大肠经。具有补肾阳，益精血，润肠通便之功，用于肾阳不足，精血亏虚，男子阳痿不孕，腰膝酸软，筋骨无力，肠燥便秘。

《神农本草经》："主五劳七伤，补中，除茎中寒热痛，养五脏，强阴，益精血，多子，妇人癥瘕，久服轻身。"

明·倪朱谟《本草汇言》："肉苁蓉，养命门，滋肾气，补精血之药也。男女丹田虚冷而阳道火沉，妇人冲任失调而阴气不沉，此乃平补之剂，温而不热，补而不峻，暖而不燥，滑而不泄，故有苁蓉之名。"

明·缪希雍《本草经疏》："滋肾补精血之要药。"

清·张德裕《本草正义》："咸味能下降，滑能通肠，以主大便不爽，颇得捷效，且性本温润，益阴通阳，故通腑而不伤津液，尤其独步耳。"

【**现代药理研究**】现代临床多用于补肾益精，用治肾阳不足，阳痿早泄，宫冷不孕。肉苁蓉甘温助阳，味咸入血，益精补血，温而不燥，补而不腻，为滋补强壮平补之要药。肉苁蓉甘温质润，无燥烈之弊，滑而不泄，能润养精血，而润燥通便，用于老年人津枯便秘，阳虚便秘通用。

【肉苁蓉食疗方选】

（1）苁蓉羊肉粥

原料：肉苁蓉15g，羊肉100g，粳米100g。

制作：肉苁蓉洗净，羊肉洗净切片，葱、生姜切粒待用。将肉苁蓉放入砂锅内，加水适量，煮沸30分钟，去渣，留汁。投入粳米、食盐、葱、姜，用武火煮沸后，改用文火煎熬35分钟，以粳米熟烂为度。

功效：温肾阳，补精血。用治腰膝冷痛，筋骨痿弱，大便秘结。

（2）鸡肉炖苁蓉

原料：小公鸡1只，肉苁蓉30g。

制作：将小公鸡宰杀，去毛及肠杂，洗净切块。肉苁蓉洗净，滤干，放入纱布袋内，扎紧袋口，与鸡肉共入砂锅内，加入料酒和适量清水，先用武火煮沸，再用文火慢炖，以鸡肉熟烂为度。加入精盐调味，当菜或点心食用。

功效：补肾助阳益气。用于治疗肾阳虚衰，阳痿，早泄，滑精，尿频或遗尿。

（3）肉苁蓉羹

原料：肉苁蓉30g，甘薯50g，羊肉100g。

制作：葱、生姜、精盐各适量；肉苁蓉刮去鳞，酒洗，去黑汁，切成薄片；甘薯、羊肉洗净后切成薄片。共放入锅中，加入姜片和水适量，先用武火煮沸，再用文火煎煮35分钟，放入葱、盐即成。

功效：温补肝肾。治疗肾阳虚衰、肝血不足所致的阳痿、腰痛、头晕目暗、耳鸣等。

（4）肉苁蓉海参炖瘦肉

原料：猪瘦肉90g，肉苁蓉90g，海参60g，枸杞子30g。

制作：肉苁蓉洗净浸软，海参浸发，洗净切丝，枸杞子洗净，猪瘦肉洗净切片。全部放入炖盅内，加开水适量，炖盅加盖，文火隔开水炖 3 ~ 4 小时，调味食用。

功效：补肾益精，养血润肠。治疗精血亏损，或病后、产后阴血不足，症见羸弱便秘，或消渴。亦可用于肾虚阳痿。

【参考资料摘要】 肉苁蓉，别名淡大芸。历来都被列为补肾壮阳之名贵药材，是新疆的地道药材。近几年已有大面积人工培植。多年来我们在临床上应用肉苁蓉，实践证明确有养命门之阳，滋补肾气，固精益髓的功效。男子阳痿，女子不孕，男女性功能低下，肉苁蓉与淫羊藿、鹿茸、杜仲配伍其效甚佳。如今便秘已成老年人的常见病，肾虚肠燥，津枯之大便秘结，以肉苁蓉配黄芪、火麻仁、酒大黄润肠通便，不伤正气。我院自拟的麻仁丸协定方给上百名 80 岁以上的患者解除便秘之烦恼，方中肉苁蓉是主要药物。

3. **淫羊藿**：淫羊藿，又称仙灵脾。李时珍曰："味甘气香，性温不寒，能益精气，真阳不足宜之。"

【性味功能主治】 味辛、甘，性温，归肝、肾经，体轻气雄，可升可降。具有补肾壮阳、祛风除湿、强健筋骨的功效。主治肾虚阳痿、遗精早泄、精冷不育、尿频失禁、肾虚喘咳、腰膝酸软、筋骨挛急、风湿痹痛、麻木拘挛、半身不遂、四肢不仁、更年期高血压、小便淋沥、喘咳等。

《神农本草经》："主阴痿绝伤，茎中痛。利小便，益气力，强志。"

《名医别录》："坚筋骨。消瘰疬、赤痈。下部有疮，洗，出虫。"

《日华子本草》："治一切冷风劳气，补腰膝，强心力，丈夫绝阳不起，女子绝阴无子，筋骨挛急，四肢不任，老人昏耄，中年健忘。"

《医学入门》："补肾虚,助阳。治偏风手足不遂,四肢皮肤不仁。"

【现代药理研究】 现代研究表明,淫羊藿含淫羊藿甙、挥发油、蜡醇、植物甾醇、鞣质、维生素 E 等成分。能兴奋性机能,对动物有促进精液分泌作用。还有降压（引起周围血管舒张）、降血糖、利尿、镇咳祛痰以及维生素 E 样作用。药理实验研究表明,淫羊藿能增加心脑血管血流量,促进造血功能、免疫功能及骨代谢,具有抗衰老、抗肿瘤等功效。新加坡医学专家研究发现,淫羊藿能有效杀死乳腺癌细胞,但用于临床还有待进一步研究。

【淫羊藿食疗方选】

（1）淫羊藿山药面

材料:干面条适量,淫羊藿 9g,山药 100g,桂圆肉 20g,料酒、酱油各适量。

做法:山药去皮,洗净切块。将淫羊藿洗净,煎煮取汁,药汁加水、山药、桂圆肉煎煮 20 分钟后,下面条,面条熟后加料酒和酱油即可。

功效:补肾益血,安神定志。

（2）淫羊藿蛎肉汤

材料:淫羊藿 9g,牡蛎 50g,太子参 24g,大枣 20 个,姜片、盐各适量。

做法:淫羊藿、太子参、牡蛎肉、姜片、大枣洗净放入锅内,加清水适量,大火煮沸后,小火煮 2 小时,加盐调味即可。

功效:补肾壮阳,安神强志。

（3）淫羊仙茅炖狗肉

材料:狗肉 150g,淫羊藿、仙茅各 10g,肉桂 5g,小茴香 5g,生姜 5g。

做法:狗肉洗干净,切成中块,其他药物浸洗干净。所有用料同时放入炖盅内，加入一碗半沸水，炖盅加盖，隔水炖之。先用大火炖 30 分钟，再用中火炖 50 分钟，后用小火炖 1.5 小时。将药渣捞出，放入食盐、味精，喝汤食肉。

功效：温补肾阳，生精强身。

（4）淫羊肉桂粥

材料：淫羊藿 30g，粳米 50g，肉桂 10g。

做法：先将淫羊藿、肉桂煎水，去药渣，留药液，再下粳米煮成粥。每日早晚空腹食用 1 碗。

功效：温阳化水，减肥。

4. **杜仲**：杜仲是中国特有的药材，其药用历史悠久，在临床有着广泛的应用。

【**性味功能主治**】性温，味甘、辛，归肝、肾经，具有补肝肾，强筋骨，安胎，降血压的功效。用治肝肾不足、腰膝酸痛、阳痿尿频、胎动不安、习惯性流产、高血压等病症。

《神农本草经》："治腰脊痛，补中，益精气，坚筋骨，强志，除阴下痒湿，小便余沥。久服轻身不老。"

明·倪朱谟《本草汇言》："凡下焦之虚，非杜仲不补。下焦之湿，非杜仲不利。足胫之酸，非杜仲不去，腰膝之痛，非杜仲不除。"

【**现代药理研究**】杜仲具有抗肿瘤、抗病原微生物作用。杜仲所含桃叶珊瑚苷、京尼平苷均有抗癌活性；丁香脂素双糖苷抑制淋巴细胞白血病活性；桃叶珊瑚苷与葡萄糖苷酶共同培养时，能明显抑制乙肝病毒的复制，具有保护肝脏的作用。

杜仲所含的活性物质具有十分独特的医疗保健功能，可促进体内胶原蛋白的合成，抗衰老，降血压，抗疲劳，调节人体免疫功能，预防细胞癌变，降低血脂和胆固醇，治疗心脑血管疾病等，具有特殊临床效果。美国宇航局医疗保健专家认为，杜仲可促进人体骨骼和肌肉中胶原蛋白的合成与分解，有促进代谢，预防职业性和老年性骨质疏松的作用，是理想的航空保健和老年保健品。

【杜仲食疗方选】

（1）杜仲煨猪腰

原料：杜仲 10g，猪肾 1 个。

制作方法：猪肾剖开，去筋膜，洗净，用花椒、盐腌过；杜仲研末，纳入猪肾，用荷叶包裹，煨熟食。

功效：源于《本草权度》。本方主要以杜仲补肝肾、强腰止痛。用于肾虚腰痛，或肝肾不足，耳鸣眩晕，腰膝酸软。

（2）杜仲爆羊肾

原料：杜仲 15g，五味子 6g，羊肾 2 个。

制作方法：杜仲、五味子加水煎取浓汁；羊肾剖开，去筋膜，洗净，切成小块腰花放碗中，加入前煎浓汁、芡粉调匀，用油爆炒至嫩熟，以盐、姜、葱等调味食。

功效：源于《箧中方》。本方以杜仲补肾强腰，五味子补肾固精。用于肾虚腰痛，遗精尿频。

（3）杜仲腰花

原料：杜仲 20g，猪腰 250g，料酒 10g，姜 5g，葱 10g，盐 5g，味精 3g，酱油 10g，醋 2g，淀粉 20g，大葱 10g，白糖 3g，花椒 3g，植物油 35g。

制作方法：猪腰子洗净，一剖两半，片去腰臊筋膜，切成腰花；杜仲加清水，熬成浓汁 50 毫升；姜、葱洗净泥沙，姜切片，葱切段，白糖、味精、醋、酱油和淀粉兑成滋汁。将锅置武火上烧热，加入植物油，烧至六成热时，放入花椒、姜、葱、腰花、药汁、料酒，迅速翻炒，再放入滋汁，颠锅即成。

功效：补肝肾，健筋骨，降血压，适用于肾虚腰痛，步履不坚，阳痿，遗精，眩晕，尿频，老年耳聋，高血压等病症。

（4）杜仲羊骨粥

原料：羊骨 1 节，杜仲 10g，粳米 50g，陈皮 6g，草果 2 枚，姜 30g，盐少许。

制作方法：羊骨洗净锤破，粳米淘洗干净，杜仲打成粉。羊骨、杜仲粉、姜、盐、草果、陈皮放入锅内，加清水适量，用武火烧沸后，改用文火煮至浓汤，捞出羊骨、草果、陈皮，留汤汁。另起锅，放粳米、羊骨汤，用武火烧沸后，再用文火煮至米烂粥成即可。

功效：健骨强腰。

（5）杜仲丹参酒

配方：杜仲 30g，丹参 30g，川芎 20g，米酒 750 毫升。

制作方法：将前三味一同捣碎，装入纱布袋内，扎紧袋口。将布带放入干净的器皿中，倒入酒浸泡，密封。5 日后开启，去掉药袋，过滤装瓶，温热随量服用，不限时。

功效：补肝肾，强筋骨，养血活血，祛风通络，主治肝肾虚损，精血不足，腰酸腿痛，络脉痹阻。

5. **川续断**：续断因能"续折接骨"而得名。临床常用于肝肾不足、腰膝酸痛、跌打损伤，筋断骨折，以及肾虚遗精、胎动胎漏等病症。

【性味功能主治】味苦、辛，微温。归肝、肾经。根入药，有行血消肿、生肌止痛、续筋接骨、补肝肾、强腰膝、安胎的功效。亦能强筋骨，利关节，止崩漏，用治腰膝酸痛、风湿关节痛、骨折、跌打损伤、先兆流产、崩漏、带下病、遗精、尿频。

《神农本草经》："主伤寒，补不足，金疮，痈疡，折跌，续筋骨，妇人乳难，久服益气力。"

《日华子本草》："助气，调血脉，补五劳七伤，破癥结瘀血，消肿毒，肠风，痔瘘，乳痈，瘰疬，扑损，妇人产前后一切病，面黄虚肿，缩小便，止泄精，尿血，胎漏，子宫冷。"

《本草汇言》："续断，补续血脉之药也。大抵所断之血脉非此不续，所伤之筋骨非此不养，所滞之关节非此不利，所损之胎孕非此不安，久服常服，能益气力，有补伤生血之效，补而不滞，行而不泄，故女科、外科取用恒多也。"

《药品化义》："续断，苦养血脉，辛养皮毛，善理血脉伤损，接续筋骨断折，故名续断。外消乳痈、瘰疬，内清痔漏、肠红，以其气和味清，胎产调经，最为稳当。且苦能坚肾，辛能润肾，可疗小便频数，精滑梦遗，腰背酸疼，足膝无力，此皆肾经症也。若同紫菀用之，调血润燥，治血枯便闭，大能直通血气而不走泄。"

《本草正义》："续断，通行百脉，能续绝伤而调气血，《本经》谓其主伤寒，补不足，极言其通调经脉之功。惟伤寒之寒字，殊不可解，疑当作中，然旧本皆作伤寒，则竟作伤中，盖亦石顽改之，未必其所见旧本之果作伤中也。其治金疮痈疡，止痛生肌肉，及折跌踒伤；恶血，续筋骨，主腰痛，关节缓急等证，无一非活血通终之功效。妇人乳难，则以乳子之时言之。即产后诸病，续断行血而能和血，故通治产后及崩漏也。"

【现代药理研究】经小白鼠和鸡试验，证明续断有抗维生素 E 缺乏症的作用。对痈疡有排脓、止血、镇痛、促进组织再生的作用。浸膏对动物在体和离体心脏均有明显正性肌力作用，对溃疡有排脓、止血、镇痛、促进组织再生作用。

【川续断食疗方选】

（1）续断乌蛇酒

材料：白酒 2000g，乌梢蛇 50g，续断、天麻、党参、肉桂、当归、萆薢、川芎、酸枣仁、山茱萸各 15g。

制作方法：乌蛇去头尾，焙干。将以上各药共捣碎，加乌蛇，用生白布袋装好，置净器中，以酒浸泡，封口，7 天后可开取，去渣备用。每日 3 次，每次饭前温饮 10～20g。

功效：活血化瘀，祛风止病，适用于肾虚中风，腰脚疼痛无力等症。

（2）续断炖羊腰

材料：羊腰 250g，续断 15g，调味品适量。

制作方法：将续断、羊腰、料酒、姜、葱同入炖锅内，加水置武火烧沸，用小火炖煮 25 分钟，再加入盐、鸡精、鸡油、胡椒粉调味即成。

功效：补肾助阳，活血止痛。

（四）补阴药物

1. 沙参：本品始载于《神农本草经》，列为上品。滋补，祛寒热，清肺止咳。也有治疗心脾痛、头痛、妇女白带之效。据古代文献记载，前人所用沙参系南沙参。至清代载有沙参分南、北两种。一般认为两药功效相似，均属养阴药，具有养阴清肺，益胃生津的功效。然南沙参又称大沙参、空沙参，其形粗大，质较疏松，功效较差，专长于入"肺"，偏于清肺祛痰止咳；北沙参，又称北条参、细条参，其形细长，质坚疏密，功效较佳，专长于入"胃"，偏于养阴生津止渴。

【性味功能主治】味甘、微苦，性微寒，归肺、胃经。具有养阴清热，润肺化痰，益胃生津之功效。主治阴虚久咳，痨嗽痰血，燥咳痰少，虚热喉痹，津伤口渴。

《本草经百种录》："肺主气，故肺家之药，气胜者为多。但气胜之品必偏于燥，而能滋肺者，又腻滞而不清虚。惟沙参为肺家气分中理血之药，色白体轻，疏通而不燥，润泽而不滞，血阻于肺者，非此不能清也。"

《本草纲目》："人参甘苦温，其体重实，专补脾胃元气，因而益肺与肾，故内伤元气者宜之。沙参甘淡而寒，其体轻虚，专补肺气，因而益脾与肾，故金受火克者宜之。一补阳而生阴，一补阴而制阳，不可不辨之也。"

《重庆堂随笔》："沙参清肺，肺气肃则下行自顺，气化咸借以承宣，故清肺药皆通小水。喻氏谓有肺者有溺，无肺者无溺，可以勘破机关。"

《本草求真》："沙参有南、北两种，北沙参质坚性寒，南沙参体虚力微。"

【现代药理研究】南沙参含生物碱、挥发油等，具有降低体温、镇痛、强心等作用。北沙参含黄酮、皂甙等，具有祛痰、强心等作用。

【沙参食疗方选】

（1）沙参茶

材料：沙参 10g，绿茶 3g。

用法：用 300ml 开水冲泡后饮用。可加冰糖。

功效：养阴清肺，祛痰止咳。强心，抗真菌，降血压。

主治：肺热燥咳，虚劳久咳，阴伤咽干喉痛。

来源：传统药茶方。

（2）沙参心肺汤

材料：猪心肺 1 具，沙参 15g，玉竹 15g，盐 3g，味精 1g，葱 25g。

制作：将沙参、玉竹择净后用清水漂洗，再用纱布包好备用。心肺用清水冲洗干净，挤尽血水，同沙参、玉竹一起下入砂锅，葱洗净入锅，加清水适量，先用武火烧沸，移文火炖一个半小时。待心肺熟透，加味精、盐调味即成。

功效：具有润肺止咳，养胃生津之功效。沙参、玉竹皆有养胃阴、润肺燥之功，与猪心肺炖汤，更富润养作用。对肺胃阴虚的燥咳、咽干少津、大便燥结等症，都有一定的辅助治疗作用。

（3）沙参银耳粥

材料：沙参50g，银耳50g，粟米50g，冰糖10g。

做法：沙参洗净，放入陶器罐内，放入清井水，先煮30～40分钟，去沙参，放入银耳、粟米（均洗净），再煮1小时，放入冰糖，再熬10～15分钟，即可食用。

功效：沙参具有滋阴生津、清热凉血之功，主治阴虚发热，肺燥干咳，肺痿痨嗽，痰中带血，喉痹咽痛，津伤口渴。

（4）沙参淮山汤

材料：北沙参15g，淮山药15g，炒扁豆12g，莲子10g，白糖适量。

制法：将沙参、山药、扁豆、莲子同放砂锅内，加适量水，煮沸1小时后滤汤入碗内，加入白糖搅匀即成。

功效：北沙参滋阴养胃，淮山药、炒扁豆、莲子健补脾胃，四物组成此汤具有补气阴，养脾胃的功效，用于治疗脾胃气阴虚、食欲减退，消化不良、乏力等病症。沙参、山药、扁豆都能增强人体免疫功能。常人食之，可增强抗病防病能力，延年益寿。

（5）沙参养胃汤

组成：辽沙参20g，麦冬15g，石斛15g，白芍20g，山楂15g，知母12g，鸡内金10g，花粉12g，丹皮10g，乌梅肉10g，陈皮10g，生甘草3g。

功效：养阴和胃，理气清热。

主治：适用于各种慢性胃炎。

（6）沙参麦冬汤

组成：沙参9g，玉竹6g，生甘草3g，冬桑叶4.5g，麦门冬9g，生扁豆4.5g，天花粉4.5g。

用法：加水1升，煮取400毫升，日服二次。

功效：清养肺胃，生津润燥。

主治：燥伤肺胃阴分，津液亏损，咽干口渴，干咳痰少而黏，或发热，脉细数，舌红少苔者。

来源：《温病条辨》。

2. **麦门冬**：《神农本草经》将麦门冬列为养阴润肺的上品，言其"久服轻身，不老不饥"。是中国常用中药材，广泛用于中医临床，为多种中成药及保健食品原料。

【**性味功能主治**】麦门冬味甘，微苦，性微寒，归肺、胃、心经。微香质润，清和平缓。滋阴润肺，益胃生津，清心除烦。主治肺燥干咳，阴虚劳嗽肺痈，咽喉疼痛，津伤口渴，内热消渴，肠燥便秘，心烦失眠，血热吐衄。

《神农本草经》："主心腹结气，伤中伤饱，胃络脉绝，赢瘦短气。"

《名医别录》："疗身重目黄，心下支满，虚劳客热，口干燥渴，止呕吐，愈痿蹶，强阴益精，消谷调中，保神，定肺气，安五脏，令人肥健。"

《药性论》："治热毒，止烦渴，主大水面目肢节浮肿，下水。治肺痿吐脓，主泄精。"

《本草拾遗》："治寒热体劳，下痰饮。"

《日华子本草》："治五劳七伤，安魂定魄，时疾热狂，头痛，止嗽。"

《本草衍义》："治心肺虚热。"

《珍珠囊》："治肺中伏火，生脉保神。"

《用药心法》："补心气不足及治血妄行。"

【**现代药理研究**】现代药理研究也表明，麦门冬主要含沿阶草苷、甾体皂苷、生物碱、谷甾醇、葡萄糖、氨基酸、维生素等，具有抗疲劳、清除自由基、提高细胞免疫功能以及降血糖的作用。另外，麦门冬有镇静、催眠、抗心肌缺血、抗心律失常、抗肿瘤等作用，尤其对增进老年人健康具有多方面功效。此外，麦门冬还有促进胰岛细胞功能恢复、增加肝糖原、降低血糖的作用，是糖尿病处方中的常用品。麦门冬可代茶饮。取适量麦门冬，开水浸泡，每天多服几次，能有效缓解口干渴的症状。部分糖尿病患者气阴两虚，因此饮用麦门冬水时，可搭配一点党参，更能起到补气的作用。

【麦门冬食疗方选】

（1）麦冬天冬雪梨汤

材料：天门冬、麦门冬各 10g，雪梨 1 个，冰糖适量。

制法：雪梨洗净，去核、切片。将天门冬、麦门冬、冰糖末同放瓦罐内，加水适量。大火烧沸，改用小火煲 1 小时即可。

功效：天门冬与麦门冬均为甘寒滋阴之品，雪梨富含膳食纤维、果胶，三者搭配，滋阴润肺，润肤瘦身。

（2）山药麦冬炖燕窝

材料：鲜山药 150g，麦门冬 20g，燕窝 5g，鸡汤 750ml，盐 2g。

制法：山药去皮、切成丁；麦门冬去内梗洗净；燕窝用 45 度温水浸泡，去燕毛，洗净。将燕窝、山药、麦门冬、鸡汤、盐同放炖杯内，置武火上烧沸，再用文火炖 35 分钟即成。

功效：补脾胃，滋阴润肺，降低血糖。

（3）麦门冬粥

材料：麦门冬 30g，白粳米 50g。

做法：先将麦门冬捣烂煮浓汁，去渣，用汁煮米做粥。

功效：生津止渴。适宜于热病后因气津被耗而引起的气短、咽干、口渴、心烦、少寝或干咳等症。

3. **石斛**：秦汉时期的《神农本草经》记载铁皮石斛"主伤中、除痹、下气，补五脏虚劳羸瘦，强阴，久服厚肠胃"；成书于一千多年前的道家医学经典《道藏》将铁皮石斛列为"中华九大仙草"之首；李时珍在《本草纲目》中评价铁皮石斛"强阴益精，厚肠胃，补内绝不足，平胃气，长肌肉，益智除惊，轻身延年"；民间称其为"救命仙草"。铁皮石斛的茎能清热生津，消炎止痛，清润喉咙，对治疗嗓音嘶哑有很好的疗效。

【**性味功能主治**】性味甘、淡、微咸，性寒，归胃、肾、肺经。益胃生津，滋阴清热。用于阴伤津亏，口干烦渴，食少干呕，病后虚热，目暗不明。

《神农本草经》："主伤中，除痹，下气，补五脏虚劳羸瘦，强阴，久服厚肠胃。"

《名医别录》："益精，补内绝不足，平胃气，长肌肉，逐皮肤邪热痱气，脚膝疼冷痹弱，久服定志，除惊。"

《药性论》："益气除热。主治男子腰脚软弱，健阳，逐皮肌风痹，骨中久冷，虚损，补肾积精，腰痛，养肾气，益力。"

《日华子本草》："治虚损劣弱，壮筋骨，暖水脏，益智，平胃气，逐虚邪。"

《本草衍义》："治胃中虚热。"

《纲目拾遗》："清胃除虚热，生津，已劳损，以之代茶，开胃健脾。定惊疗风，能镇涎痰，解暑，甘芳降气。"

【**现代药理研究**】含石斛碱等生物碱、黏液质、淀粉等，有一定的解热镇痛作用；能促进胃液分泌，助消化；有增强新陈代谢、抗衰老等作用。

【**石斛食疗方选**】

（1）石斛茶

配方：石斛15g，麦门冬10g，绿茶叶5g。

制法：将石斛、麦门冬和绿茶一并放入茶杯内，开水泡茶。

功效：养阴清热，生津利咽。

（2）石斛玉米须茶

配方：石斛 10g，芦根 15g，玉米须 20g。

制法：每日 1 剂，水煎，代茶饮。

功效：养阴清热利尿。

（3）白芍石斛瘦肉汤

配方：猪瘦肉 250g，白芍 12g，石斛 12g，红枣 4 枚。

制法：瘦猪肉切块，白芍、石斛、红枣（去核）洗净，把全部用料一齐放入锅内，加清水适量，武火煎沸后，文火煮 1～2 小时，调味即成。

功效：益胃养阴止痛。

4. **百合**：为中医常用养阴润肺，清心安神药，多用于阴虚久咳，痰中带血，虚烦惊悸，失眠多梦，精神恍惚等病症。百合又是药食两用之品。

【性味功能主治】 性味甘、微苦，微寒，归经心、肺经。养阴润肺，清心安神。主治阴虚久嗽，痰中带血，热病后期，余热未清，或情志不遂所致的虚烦惊悸、失眠多梦、精神恍惚，痈肿，湿疮。

《神农本草经》："主邪气腹胀、心痛。利大小便，补中益气。"

《日华子本草》："安心，定胆，益志，养五脏。治癫邪啼泣、狂叫，惊悸，杀蛊毒气，胁痛、乳痈、发背及诸疮肿，并治产后血狂运。"

《本草述》："百合之功，在益气而兼之利气，在养正而更能去邪，故李氏谓其为渗利和中之美药也。如伤寒百合病，《要略》言其行住坐卧，皆不能定，如有神灵，此可想见其邪正相干，乱于胸中之故，而此味用之以为主治者，其义可思也。"

【现代药理研究】 百合含有多种营养素，这些成分综合作用于人体，不仅具有良好的营养滋补之功，而且还对秋季气候干燥而引起的多种季节性疾病有一定的防治作用。中医鲜百合具有养心安神，润肺止咳的功效，对病后虚弱的人非常有益。

【百合食疗方选】

（1）百合粥

材料：百合 30g，糯米 50g，冰糖适量。

制作方法：百合洗净切碎，加糯米、400 毫升水，同煮至米烂汤稠，加冰糖适量，早晚温热服食。

功效：润肺止咳，宁心安神。可治秋季肺燥。

（2）百合莲子粥

材料：干百合、莲子、冰糖各 30g，粳米 100g。

制作方法：莲子清洗干净，置于水中泡发。干百合、粳米分别淘洗干净后，与莲子一同放于锅中，加水适量，先用旺火烧开，再用小火熬煮，待快熟时加入冰糖，稍煮即成。

功效：滋阴润肺，养心安神。

（3）百合银耳汤

材料：百合、太子参、银耳各 20g，冰糖适量。

制作方法：将百合、太子参用清水洗净，银耳浸泡后去根部黑蒂，加水适量，共煮汤，水沸 30 分钟后，加入冰糖见溶化即成。

功效：益气养阴，润肺止咳。适用于气阴两虚之人。

（4）百合雪梨汤

材料：百合 20g，雪梨 50g，银耳 20g，冰糖 5g，枸杞 3g。

制作方法：百合洗净后浸泡一夜，浸泡后的水不要倒掉。雪梨削皮切成块状。把浸泡了一夜的百合放入锅中煮黏，用文火煮大约一个半小时就可以。倒入切好的梨块、冰糖，再煮半小时左右。

功效：祛燥润肺，化痰利水。

（5）百合红枣汤

材料：百合 300g，红枣 75g，谷芽 37.5g。调味料：冰糖 1～2

大匙。

制作方法：百合及红枣均洗净备用。谷芽放入纱布袋中包好，放入锅中，加入红枣及适量的水浸泡约 30 分钟后以大火煮开，捞出纱布袋，再加入百合煮熟，最后加入冰糖煮匀即可。

功效：生津润肺，补血安神，提高睡眠质量，并能增强肝脏的解毒和排毒功能。

（6）冰糖炖百合

材料：百合、冰糖各 60g，款冬花 15g。

制作方法：将百合洗净后，一瓣瓣撕开，与款冬花一同放入瓦锅内，加水适量。文火炖，快熟时加入冰糖，炖至百合熟烂时即可服食。

功效：润燥清火，清心养肺。适用于肺燥干咳、心烦、口渴等症。

【参考资料摘要】歌曰：百合味甘，安心定胆，止嗽消浮，痈疽可啖。概括了百合的性味功能。安心定胆，说明其有清心、安神、定惊作用。我在实践中对那些慢性咳嗽以麦门冬、天门冬（二冬），百合、百部（二百），贝母、知母（二母）六种药为主辨证论治，临证加减，取得良好止咳效果。对肺肾阴虚之咳嗽更有特效。因百合益气兼有利气之功，对那些肝郁气滞的患者可加量使用。尤其是更年期的中年妇女，在逍遥汤中加百合疏肝理气，其意可见。"安心定胆，疏肝理气"也是养生防病的一种方法。"二百二母二冬"上下调节肺肾，预防未发之疾。

5. **枸杞子**：枸杞是古代养生家十分重视的滋补强壮药，是重要的药食同用的中药品种，在很多延年益寿的各方中，几乎都有其名。

【性味功能主治】味甘性平，归肝、肾经。滋补肝肾，益精明目，用治虚劳精亏，腰膝酸痛，眩晕耳鸣，阳痿遗精，内热消渴，血虚萎黄，目昏不明等。

梁·陶弘景《名医别录》："枸杞，下胸胁气，客热头痛，内伤大劳嘘吸，强阴，利大肠。补益精气，强盛阴道。"

唐·甄权《药性论》："能补益精诸不足，除风，补益筋骨，易颜色，变白，明目，安神。"

明·缪希雍《本草经疏》："枸杞子，润而滋补，兼能退热，而专于补肾，生津，益气，为肝肾真阴不足，劳乏内热补益之要药。"

明·倪朱谟《本草汇言》："枸杞能使气可充，血可补，阳可生，阴可长，火可降，风湿可专，有十全之妙用焉。"

明·李时珍《本草纲目》："枸杞子，坚筋骨，耐老，除风，去虚劳，补精气。滋肾润肺。明目。"

【现代药理研究】现代临床用于滋补肝肾，为补肾滋阴，养肝明目，补气补血之常用药。能抗衰老，治内热消渴，增强或促进机体免疫功能，并具有护肝作用。临床用于老年保健，枸杞多糖已用于肝癌化痰以及老年保健。通过细胞体外培养的方法观察枸杞子对癌细胞的生物效应，证明枸杞子、枸杞叶对人胃腺癌 KATO－Ⅲ 细胞、人宫颈癌 Hela 细胞均有明显抑制作用。其作用机理主要表现在抑制细胞 DNA 合成，干扰癌细胞分裂，使癌细胞再殖能力下降。枸杞对治疗肿瘤有很好的辅助作用。

【枸杞子食疗方选】

（1）枸杞豆浆粥

材料：枸杞 30g，豆浆 50 毫升，粳米 100g。

制作方法：枸杞洗净，粳米洗净，放入锅内，加水 1000 毫升熬煮，米熟后加入豆浆搅拌即可食用。一日分 2 次早晚食用。

功效：补益肝肾，和养胃气。适用于身体虚弱、久病、手术后调养，以及性功能障碍，腰脚无力者。

（2）枸杞红枣汤

材料：枸杞 30g，红枣 8g，蜂蜜 20 毫升。

制作方法：先将枸杞洗净，浸泡 10 分钟后放入锅内。红枣洗净去核，放入锅内。加水 500 毫升，熬煮 20 分钟后，再加入蜂蜜拌匀即可食用。一日分 2 次服。

功效：补肝滋肾，养血明目。适用于肝肾阴虚引起的头晕目眩、视力减退、耳鸣耳胀、腰膝酸软、脱发及肠燥便秘。

（3）枸杞黄芪鸡

材料：枸杞 50g，黄芪 50g，鸡 1 只（约 600g）。

制作方法：枸杞洗净，黄芪洗净，放入不锈钢锅内。将鸡洗净剁成两半，放入不锈钢锅内。加水 1000 毫升，熬煮 50 分钟，待温即可食用。分 3 日吃完，早晚趁温服食。

功效：益气血，填精髓，补气升阳，固表止汗。适用于久病体虚、气血不足、营养不良的贫血。

（4）枸杞粥

材料：枸杞子 30g，粳米 200g。

制作方法：枸杞子、粳米同煮，米熟粥成，四季均可服用。

功效：有补益肾气、养肝明目的作用。适宜于腰膝酸软、头晕目眩、久视昏暗或老年糖尿病患者。

（5）枸杞人参饮

材料：枸杞 15g，人参 6g，蜂蜜 20 毫升。

制作方法：枸杞洗净，人参洗净，放入不锈钢锅内。加水 500 毫升，文火熬煮 20 分钟，加入蜂蜜拌匀即可食用。每日分 2 次食用。

功效：滋补肝肾，益精明目。适用于糖尿病及肝肾阴虚所致的头晕目眩、视力减退、腰膝酸软、阳痿遗精。

（6）枸杞菊花茶

材料：枸杞子 10g，白菊花 3g。

制作方法：将枸杞子、白菊花同时放入较大的有盖杯中，用沸水冲泡，加盖焖 15 分钟后饮用。

功效：降压降脂，清肝泻火，养阴明目。

【参考资料摘要】枸杞子历代都认为其地道药材非宁夏宁枸杞莫属，但近几年新疆精河的枸杞子在国内外药材市场颇有声誉。我院近几年用的枸杞都是精河所产，其色红，质厚肉胞润，滋补肝肾，明目润肺之功与宁夏、河北、甘肃、青海等地所产都并无区别。我曾在美国纽约的中药店见到所用枸杞，店家说从香港进的新疆枸杞，他们认为新疆枸杞果实比宁夏等地的大，疗效好，可供参考。现代教材书中将枸杞子当作补阴药讲，实际上枸杞是一个比较平和的药食两用的药品，其与补阳药合则补阳，与补阴药合则补阴。现在全国枸杞子使用的比药用的还多，普通老百姓都知枸杞可扶正补虚，泡水、泡酒、熬汤、蒸饭皆可加入，它与山萸肉一样是滋阴补阳的多功能药物。

（五）其他养生名药

1. **黑附片**：附子虽然有毒，但疗效最为显著，素有中医保命药之称。近代著名医恽铁樵曾说："附子为最有用，但亦是最难用的药物。"附子为温里补火之要药，也被中医誉为回阳救逆第一药，是疗效非常显著的常用中药之一。

【性味功能主治】性大热，味辛、甘，有毒。归心、肾、脾经，温里散寒，回阳救逆，补火助阳，散寒止痛，用于亡阳虚脱，肢冷脉微，心阳不足，胸痹心痛，虚汗吐泻，脘腹冷痛，肾阳虚衰，阳痿，阴寒水肿，阳虚外感，寒湿痹疼。

元·王好古《汤液本草》："黑附子，气热，味大辛，纯阳，辛甘温，大热，有大毒，通行诸经引用药。"

明·倪朱谟《本草汇言》："附子，回阳气，散阴寒，逐冷痰，通关节之猛药也。诸病真阳不足，虚火上升，咽喉不利，饮食不入，服寒药愈甚者，附子乃命门主药，能入其窟穴而招之，引火归原，则浮游之火自熄矣。凡属阳虚阴极之候，肺肾无热证者，服之有起死之殊功。"

清·黄宫绣《本草求真》："附子，味辛大热，纯阳有毒，其性走而不守，通行十二经，无所不知，为补先天命门真火第一要剂。"

现代临床不仅用于回阳救逆，以治亡阳，也用于温肾助阳以治阳虚证。其辛甘温煦，峻补元阳，有益火消阴之效。并能上助心阳，中温脾阳，下补肾阳。凡肾脾心诸阳气衰弱者均可使用。

【现代药理研究】附子适量使用能够治疗缓慢型的心律失常。附子能够增加心肌的血氧供应量，有保护心肌的作用，它还能抑制胃排空，增加肠胃蠕动，提高人体消化功能。附子还能够提高人体的耐缺氧能力，起到抗疲劳、抗寒冷的作用。此外，附子还能增强人体免疫力，有抗菌消炎、镇痛的功效。

【附子食疗方选】

（1）附子粥

粥方组成：附子5g，大米100g，葱白2茎，红糖适量。

煮制方法：附子择净，水煎取汁，加大米煮粥，待熟时调入红糖、葱白细末，再煮一二沸即成。或将附子1g研为细末，待粥沸时调入粥中，煮至粥熟服食。每日1剂，连服3~5天。

功效：温肾助阳，散寒止痛。

适应证：适用于脾肾阳虚所致的脘腹冷痛，畏寒肢冷，纳差食少，胃寒呕吐，腰膝冷痛，小便清长，大便溏薄，风寒湿痹等。

（2）附子羊肉汤

原料：羊肉 750g，熟附子 4～5g，当归 10g，甘草片 10g，八角和桂皮少许，生姜 2 片。

制作方法：羊肉洗净切块；熟附子、当归、甘草片、生姜（去皮）分别用清水洗净，生姜用刀背拍碎。将备用料一齐放入砂煲内，加清水适量，武火煮沸后，改用慢火煲 3 小时，调味食用。

功效：温补气血，补虚祛寒。用于老年体虚怕冷、腰酸腿软、夜多小便、小便频数、易感冒、风寒咳嗽气喘等阳虚病者。

（3）附子泽泻狗肉汤

原料：狗肉 150g，制附子、桂枝、山萸肉各 9g，泽泻、生姜各 12g，盐适量。

制作方法：先将狗肉洗净切成块，再将桂枝、制附子、山萸肉、泽泻、生姜洗净备用。将桂枝、制附子、山萸肉、泽泻、生姜和狗肉放入锅中，先大火煮沸，然后转小火继续熬煮 3 小时。待肉熟后去药渣，加入适量盐调味即可。

功效：本汤具有强肾固精、涩精利水之功效，尤其适用于腰酸肢冷、肾阳不足者服用。

【参考资料摘要】中药中有"四大将军"之称的药是黑附片、人参、熟地、大黄，从疗效显著，回阳救逆去比较，黑附片可为"第一将军"。新疆中医学院张院长曾被兵团一医院邀请给一阳气衰败的危重昏迷病人会诊抢救，张院长以参附汤为主，自己亲身煎药，历经 4 小时，病人苏醒，病情好转，会诊的西医大夫也确感此药救急之功非虚言而已。我在临床治疗一些脾肾阳虚证的慢性胃炎、慢性肠炎、慢性肾炎，黑附片是首选药物。凡是畏寒肢冷，四肢不温的阳气不足的病人，缺黑附片，很难奏效。黑附片确为温里散寒之要药。现在一些医家用大量黑附片治疗一些疑难顽固之病，先煎数小时以消除其毒性，多有疗效，可供参考。黑附片食疗养生也多常见。

2. **山茱萸**：山茱萸历来被各医家推崇，认为其补力平和，阴阳双补，壮阳而不助火，助阴而不腻膈，收敛而不留邪。在医药保健方面有广阔的开发前景。

【**性味功能主治**】性微温，味酸、涩。归肝、肾经，有补肝益肾，涩精缩尿，固经止血，敛汗固脱之功效。主治腰膝酸痛，阳痿遗精，小便频数，月经过多，体虚多汗等病症。

《神农本草经》："主心下邪气，寒热，温中，逐寒湿痹，去三虫，久服轻身。"

梁·陶弘景《名医别录》："主肠胃风邪，寒热，疝瘕，头脑风，风气去来，鼻塞，目黄，耳聋，面疮，温中下气，出汗，强阴益精，安五脏，止小便不利，久服明目，强力长年。"

清·吴仪洛《本草从新》："固精秘气，补肾涩汗，强阴助阳，安五脏，通九窍，破癥结。"

清·张锡纯《医学衷中参西录》："大能收敛元气，振作精神，固涩滑脱。收涩之中兼有条畅之性，故又通利九窍，流通血脉，治肝虚自汗，肝虚胁痛腰痛，肝虚内风萌动，且敛正气而不敛邪气，与其他酸敛之药不同。"

【**现代药理研究**】山茱萸为山茱萸科植物的干燥成熟果肉，其主要化学成分为多糖、环烯醚萜苷、萜类等，具有明显的免疫调节、降血糖、抗肿瘤、抗衰老等作用。现代临床用于补肝益肾，因其微温而不燥，补而不峻，能平补阴阳，养髓荣筋，为治疗肝肾不足者之常用药。以其酸涩而收敛止汗，收敛固脱，善治崩漏，常用于消渴之病。

【**山茱萸食疗方选**】

（1）山萸肉粥

原料：山萸肉15g，粳米60g，白糖适量。

制作方法：先将山萸肉洗净去核，与粳米同入砂锅煮粥，待粥将熟时加入白糖，稍煮即成。

功效：补益肝肾，涩精敛汗。用于肝肾不足之头晕目眩，耳鸣腰酸，遗精，遗尿，虚汗不止，肾虚带下，小便频数。

（2）北芪萸

材料：北黄芪20g，山萸肉10g。

制作方法：二药加两碗半水，煎取一碗，饭后温服。

功效：固脾益阴，补中益气。

（3）山茱萸丹皮炖甲鱼

材料：甲鱼200g，山茱萸20g，枣（干）10g，牡丹皮8g。

制作方法：甲鱼去掉头爪和内脏，用开水焯一下，放入准备好的砂锅中备用。将山茱萸、丹皮放入锅内，加入2000毫升的水，煮20分钟左右，然后将煮好的水和药料倒入炖甲鱼的砂锅内，放入葱、姜、大枣，再用文火炖熬一个小时左右，最后放入盐、鸡精、味精即可。

功效：滋补肝肾，滋阴凉血活血，养心安神，健脾益气。

（4）萸肉羊肉粥

材料：粳米60g，羊肉（瘦）60g，山茱萸15g，盐1g，大葱5g，姜5g。

制作方法：将山茱萸、羊肉分别洗净后切细。用砂锅煎山茱萸，取汁去渣，入羊肉、粳米同煮沸后，加入细盐、葱白段、姜片，煮为稀粥。

功效：补肾助阳，健脾养胃，润肠通便。适用于肾阳虚衰所致的阳痿遗精，早泄，女子不孕，腰膝冷痛，小便频数，夜间多尿，以及平素体质羸弱，劳倦内伤，恶寒怕冷，四肢欠温，脾胃虚寒，老人阳虚便秘。

（5）山萸猪腰汤

材料：猪腰 1 个，核桃肉、山茱萸、盐、生姜各适量。

制作方法：猪腰洗净，去除臊腺，切成细丝。加清水和各种配料，用小火煮 30 分钟即可。

功效：和肾气，补虚劳。

【参考资料摘要】山茱萸本为固涩之品，长于益肾、固精、缩尿，因为其性平和，阴阳双补，在临床上称为阴、阳、气、血、津、液、精亏虚皆可用的补药。能广泛配合补阳药、补阴药、补气药、补血药相须相使，收敛正气，久服轻身。在我的记忆中，先父的补虚处方中常见山茱萸。山萸肉鲜红之色，甘酸之味，敛气之功，条畅之性，不仅是填补阴阳之圣方金匮六味之圣药，也是历代医家泡制药酒的必用之品，非常有利于各种宜服药酒的患者。

3. 三七：历代医家对三七应用广泛，笔者认为三七首先是补血药，古有"人参补气，三七补血"之说，其次是活血药，同时又是很好的止血药。

【性味功能主治】味甘，微苦，性温，归肝、胃经。现大多认为其有祛瘀止血，活血止痛之功，又称参三七。其止血作用具有不留瘀的特长，对出血兼有瘀者尤为适宜。于大队补药中入此活血化瘀药，使补而不滞，滋而不腻，阴血不拂不涩，安然运于脉中，有益无害。

张景岳曰："味甘，气温，乃阳明、厥阴血分之药。"

《玉楸药解》记载："和营止血，通脉行瘀。三七行瘀血而敛新血。凡产后、经期、跌打、痈肿，一切瘀血皆破；凡吐衄、崩漏、刀伤、箭射，一切新血皆止。"

《本草纲目》："乃阳明、厥阴血分之药，故能治一切血病。"

【现代药理研究】三七富含三七皂苷、三七多糖、三七素、黄酮等有效成分，具有止血、活血化瘀、消肿定痛、滋补强壮、抗疲劳、耐缺氧、抗衰老、降血脂、降血糖、提高机体免疫功能、抗肿瘤、抑制疤痕增生等作用。

【三七食疗方选】

（1）三七炖鸡

材料：母鸡肉 500g，三七 4g。

制作方法：将鸡肉洗净，三七磨成粉。大火将水烧开，加入鸡肉煮 3～5 分钟，然后将鸡肉取出，移到炖盅内，于小火上炖至鸡肉熟透。加入三七（敲碎）或者三七粉及适量的葱、食盐、味精调味后即可食用。

功效：本方具有补脾肾、益气血、止血消瘀、补血美容抗衰老、调理月经等作用。

（2）三七炖田鸡

用料：三七 5g，田鸡 2 只，大枣 10 枚。

制作方法：田鸡宰杀，去皮和内脏，清水洗净，切块。将田鸡与大枣、三七共煮，至汤浓肉烂，即可饮汤吃肉。

功效：活血祛瘀健胃。

（3）三七鹌鹑

原料：鹌鹑两只（约 500g），三七粉 1g，食盐、味精少许。

制作方法：将鹌鹑洗干净切块，放入碗内，撒上三七粉并拌匀，加适量盐，隔水蒸熟即成。

功效：补血活血，强筋壮骨。

（4）三七茶

原料：三七 3g，绿茶 3g。

做制作方法：将三七洗净，晒干或烘干，切成饮片或粉末，与绿茶同放入杯中，用沸水冲泡，加盖焖 15 分钟即成。

功效：活血化瘀，治脂肪肝。

（5）三七山药粥

原料：三七 10g，山药、大米各 30g。

制作方法：三七切片，先煮 30 分钟，再入山药、大米同煮为粥。

功效：益气补虚通络。适用于气血不足之月经过少，质稀色淡，小腹空痛，头晕眼花，心悸失眠，耳鸣，食欲不振等病症。

（6）三七山楂粥

原料：三七 3g，山楂（连核）30g，粟米 100g。

制作方法：三七研成极细末，山楂洗干净，切成薄片。将粟米淘洗干净，放入砂锅，加适量水，先用大火煮沸，加入山楂片，改用小火共煨至粟米酥烂、粥黏稠时调入三七细末，拌和均匀即成。

功效：活血，滋肾养肝，化痰降脂。

【参考资料摘要】 现代中医学院教科书中把三七列止血药门下，实在是太委屈三七了。三期的功能远远超出了止血的范围，它不仅有活血化瘀之长，止血之能，更有滋补强壮、抗疲劳之功，概括活血、止血、补血为三七的功能并不过分。现在许多人纯粹把三七当成补药专用也不恰当，应配合其他药共用，如岳美中先生将人参 100g、三七 100g、琥珀 50g 共为细末，治疗心血管系统的诸疾，疗效十分可靠。新疆生产建设兵团名老中医袁今奇教授等曾以人参三七琥珀末治疗心绞痛、冠心病、心肌梗死等心血管疾病，其效甚佳，国家中医杂志中英文版都登载过。我在临床所见一些要做支架的病人，劝其服用人参三七琥珀末后，没有做支架手术，同样能治愈或控制病情。三七在临床上广泛应用，对于心脑血管病、各种出血证，以及跌打损伤，都有非常好的疗效。

4. **茯苓：** 为中医常用药，又为重要的药食同源药物。

【性味功能主治】 味甘、淡，性平，归心、肺、脾、肾经。具有利水渗湿，健脾，宁心之效。用治水肿尿少，痰饮眩悸，脾虚食少，便溏泄泻，心神不安，惊悸失眠。

《本草纲目》："茯苓气味淡而渗，其性上行，生津液，开腠理，滋水源而下降，利小便，故张洁古谓其属阳，浮而升，言其性也；东垣谓其为阳中之阴，降而下，言其功也。"

《本草衍义》："茯苓、茯神，行水之功多，益心脾不可阙也。"

《本草正》："能利窍去湿，利窍则开心益智，导浊生津；去湿则逐水燥脾，补中健胃；祛惊痫，厚肠脏，治痰之本，助药之降。以其味有微甘，故曰补阳。但补少利多。"

《医学衷中参西录》："茯苓气味俱淡，性平。善理脾胃，因脾胃属土，土之味原淡（土味淡之理，徐灵胎曾详论之），是以《内经》谓淡气归胃，而《慎柔五书》上述《内经》之旨，亦谓味淡能养脾阴。盖其性能化胃中痰饮为水液，引之输于脾而达于肺，复下循三焦水道以归膀胱，为渗湿利痰之主药。然其性纯良，泻中有补，虽为渗利之品，实能培土生金，有益于脾胃及肺。且以其得松根有余之气，伏藏地中不外透生苗，故又善敛心气之浮越以安魂定魄，兼能泻心下之水饮以除惊悸，又为心经要药。且其伏藏之性，又能敛抑外越之水气转而下注，不使作汗透出，兼为止汗之要药也。其抱根而生者为茯神，养心之力，较胜于茯苓。茯苓若入煎剂，其切作块者，终日煎之不透，必须切薄片，或捣为末，方能煎透。"

【现代药理研究】 茯苓煎剂、糖浆剂、醇提取物、乙醚提取物，分别具有利尿、镇静、抗肿瘤、降血糖、增加心肌收缩力的作用。茯苓多糖有增强免疫功能的作用。茯苓有护肝作用，能降低胃液分泌，对胃溃疡有抑制作用。茯苓具有渗湿利水，健脾和胃，宁心安神之效。现临床多用于治疗小便不利，水肿胀满，痰饮咳逆，呕吐，脾虚食少，泄泻，心悸不安，失眠健忘，遗精白浊。

【茯苓食疗方选】

（1）茯苓香菇饭

材料：茯苓 10g，香菇少许。

制作方法：先将茯苓泡软，捣成粉状，再与香菇、白米一道煮（蒸）成饭食用。

功效：安神益智，补脾止泻。适宜心慌、眩晕、胃弱和神经衰弱者选用。

（2）茯苓薏米粥

材料：茯苓 15g，薏米 60g。

制作方法：共研细粉，放入锅中，加水适量，煮熟即可食用。

功效：清热、健脾利湿。适用于咳嗽痰多、胸膈痞满或风湿性关节肿痛者食用。

（3）茯苓膏

材料：茯苓 500g，炼蜜 1000g。

制作方法：将茯苓研成细末，加入蜜拌和均匀，用文火熬成膏状，晾凉后装入瓷罐备用。每次温开水冲服 10g，1 日 2 次。

功效：健脾渗湿，减肥防癌。适用于老年性浮肿、肥胖症以及癌症的预防。

（4）枸杞茯苓茶

材料：枸杞子 50g，茯苓 100g，红茶 100g。

制作方法：将枸杞子与茯苓共研为粗末，每次取 5～10g，加红茶 6g，用开水冲泡 10 分钟即可。每日 2 次，代茶饮用。

功效：健脾益肾，利尿通淋。适用于慢性肾炎、少尿、尿痛、尿道炎等。

（5）茯苓酒

材料：茯苓 60g，白酒 500g。

制作方法：将茯苓泡入酒中，7 天后即可饮用。

功效：利湿强筋，宁心安神。适用于四肢肌肉麻痹、心悸失眠等。

【参考资料摘要】 茯苓以产于云南者为道地药材，多寄生于松树树根上，有树根从茯苓中穿过的称为茯神，安神之功甚于茯苓。几十年来我们常把云茯苓片用朱砂拌后入药，称"朱茯苓"，以增强其养心安神之功。茯苓为食品已经有悠久的历史了，茯苓饼是过去宫廷中的御膳之品，现在作为北京特产大量销售。茯苓为甘淡平和之品，上行生津液，下行利小便，应用十分广泛，对于心神不定，夜寐不佳，脾虚食少，失眠健忘等亚健康状态，常服用茯苓产品十分有利。

5. 草决明： 草决明是豆科植物决明或小决明的干燥成熟种子，以其有明目之功而名之。首载于《神农本草经》，列为上品。

【性味功能主治】 味甘、苦，性寒，微咸。归肝、大肠经。是中医常用清肝明目，润肠通便之药，用治目赤涩痛，羞明多泪，头痛眩晕，目暗不明，大便秘结。

《本草纲目》："除肝胆风热，目淫肤，赤白膜，青盲。"

《中华本草》述其应用较为广泛，曰："清肝益肾，明目，利水通便。主治目赤肿痛，羞明泪多、青盲、雀目、头痛头晕、视物昏暗、肝硬化腹水、小便不利，习惯性便秘。外治肿毒、癣疾。"

《本草经疏》："决明子，其味咸平，《别录》益以苦甘微寒而无毒。咸得水气，甘得土气，苦可泄热，平合胃气，寒能益阴泄热，足厥阴肝家正药也。亦入胆肾。肝开窍于目，瞳子神光属肾，故主青盲目淫，肤赤白膜，眼赤痛泪出。《别录》兼疗唇口青。《神农本草经》久服益精光者，益阴泄热、大补肝肾之气所致也。"

《本草正义》："决明子明目，乃滋益肝肾，以镇潜补阴为义，是培本之正治，非如温辛散风，寒凉降热之止为标病立法者可比，最为有利无弊。"

【**现代药理研究**】临床上用治头痛，眩晕，目赤肿痛，视物昏花，大便秘结等病症。现代药理研究证实草决明具有降血压、调血脂和保肝作用。

【**决明子食疗方选**】

（1）决明子粥

材料：决明子15g，粳米50g，冰糖适量。

制作方法：先将决明子放锅内炒至微有香气，待冷却后加水煎汁，去渣，再加入粳米煮粥，粥将成时加入冰糖，再煮一二沸即成。

功效：清肝、明目、通便。适宜于高血压、高血脂，以及习惯性便秘者，并可作为保健食品。

（2）决明子饼

材料：决明子50～100g，鸡肝1具。

制作方法：先将鸡肝洗净去胆，放锅内微炒，研成细末，过筛备用。用时取决明子粉10g，与鸡肝一同捣烂和匀，做成小饼3～5张，上笼蒸熟即可食用。

功效：滋补肝肾，清解内热。用于小儿视力减退及小儿夜盲症等。每日1剂，早晚空腹食用，每次2张，连食1周。

（3）决明子海带汤

材料：决明子15g，海带20g。

制作方法：水煎煮，待海带熟后，即可食用，喝汤吃海带。

功效：清泄肝热。用于高血压、高脂血症，以及肥胖者减肥之用。

（4）决明子茶

材料：决明子10～20g

制作方法：微炒后的决明子浸泡代茶饮。开水浸泡。

功效：清肝明目，润肠通便。

6. **酸枣仁**：酸枣仁因果实味酸，形状似枣而得名。始载于《神农本草经》，列为上品。自秦汉以来已有 2000 多年的药用历史，是中医常用宁心安神，敛汗生津药。

【性味功能主治】性平，味甘、酸。归心、肝、胆经。具有宁心安神、养肝、益阴、敛汗的作用。

《本草纲目》："酸枣仁，甘而润，故熟用疗胆虚不得眠，烦渴虚汗之证；生用疗胆热好眠。皆足厥阴、少阳药也，今人专以为心家药，殊昧此理。"

《本草汇言》："酸枣仁，均补五藏，如心气不足，惊悸怔忡，神明失守，或腠理不密，自汗盗汗；肺气不足，气短神怯，干咳无痰；肝气不足，筋骨拳挛，爪甲枯折；肾气不足，遗精梦泄，小便淋沥；脾气不足，寒热结聚，肌肉羸瘦；胆气不足，振悸恐畏，虚烦不寐等症，是皆五脏偏失之病，得酸枣仁之酸甘而温，安平血气，敛而能运者也。"

《药品化义》："枣仁，仁主补，皮益心血，其气炒香，化为微温，藉香以透心气，得温以助心神。凡志苦伤血，用智损神，致心虚不足，精神失守，惊悸怔忡，恍惚多忘，虚汗烦渴，所当必用。又取香温以温肝、胆，若胆虚血少，心烦不寐，用此使肝、胆血足，则五脏安和，睡卧得宁；如胆有实热，则多睡，宜生用以平服气。因其味甘炒香，香气入脾，能醒脾阴，用治思虑伤脾及久泻者，皆能奏效。"

《本经逢原》："酸枣仁，熟则收敛精液，故疗胆虚不得眠，烦渴虚汗之证；生则导虚热，故疗胆热好眠，神昏倦怠之证。按酸枣本酸而性收，其仁则甘润而性温，能散肝、胆二经之滞，故《神农本草经》治心腹寒热，邪气结聚，酸痛血痹等证皆生用，以疏利肝、脾之血脉也。盖肝虚则阴伤而烦心，不能藏魂，放不得眠也。伤寒虚烦多汗，及虚人盗汗，皆炒熟用之，总取收敛肝脾之津液也。"

【现代药理研究】 现代医学临床上用于治疗失眠、各种疼痛、精神疾病、室性早搏等。

【酸枣仁食疗方选】

（1）酸枣仁粥

材料：酸枣仁 10g，大米 100g，白糖适量。

制作方法：将酸枣仁择净，放入锅中，加清水适量，浸泡 5～10 分钟后，水煎取汁，加大米煮粥，待粥熟时下白糖，再煮一二沸即成；或将酸枣仁择净研细，每次取药末 3～5g，待粥熟时调入粥中服食。每日 1 剂。

功效：养心安神，生津敛汗。适用于心肝血虚所致的失眠，惊悸，怔忡，及体虚自汗，盗汗，津伤口渴等。

（2）枣仁甘草汤

材料：酸枣仁 15g，炙甘草 10g。

制作方法：将酸枣仁、炙甘草放入砂煲，加水适量，煎煮 1 小时，滤取汤汁即得。

功效：益气养血，安神定志。用于心血亏虚，神不守舍所致的夜寐不安，失眠多梦。

（3）枣仁参须茶

材料：酸枣仁 15g，红参须 5g，红茶 3g。

制作方法：先将枣仁、红茶共研细末备用，再将红参须单放入砂煲，加水适量，以文火煎煮 2 小时。用时以参汤冲泡后饮服。

功效：大补气血，养心健脾，宁神安志。尤宜适用于中老年人烦躁不宁，心悸失眠，多梦健忘，肢体倦怠。

7. **天麻**：始载于《神农本草经》，原名"赤箭"，列为上品。李时珍认为："上品五芝之外，补益上药，天麻第一"。清代著名中医学家张志聪在《本草崇原》中更为赞叹："天麻如皇极之居中，得气运之全，故功同五芝，力倍人参，为仙家服食之上品。是以久服益气力，长阴，肥健。"可见古人对天麻之补益强身之效之肯定。

【性味功能主治】性平，味甘。入肝经。具有补中益气，健脾补脑，息风止痉，平肝潜阳的作用。

《开宝本草》："主诸风湿痹，四肢拘挛，小儿风痫、惊气，利腰膝，强筋力。"

《本草汇言》："主头风，头痛，头晕虚旋，癫痫强痉，四肢挛急，语言不顺，一切中风，风痰。"

《药品化义》曰："天麻，气性和缓，《经》曰，肝苦急，以甘缓之。用此以缓肝气。盖肝属木，胆属风，若肝虚不足，致肝急坚劲，不能养胆，则胆腑风动，如天风之鼓荡为风木之气，故曰诸风掉眩，皆属肝木，由肝胆性气之风，非外感天气之风也，是以肝病则筋急，用此甘和缓其坚劲，乃补肝养胆，为定风神药。若中风、风痫、惊风、头风、眩晕，皆肝胆风证，悉以此治。若肝劲急甚，同黄连清其气。又取其体重降下，味薄通利，能利腰膝，条达血脉，诸风热滞于关节者，此能疏畅。凡血虚病中之神药也。"

【现代药理研究】补中益气，健脾补脑，息风止痉，平肝潜阳。主治身体虚弱，头昏眼花，神经衰弱，肝风内动，惊痫抽搐，风湿痹痛，肢体麻木，手足不遂等病症。

【天麻食疗方选】

（1）天麻鸽子汤

材料：雏鸽250g，天麻10g，火腿。

制作方法：鸽宰杀洗净外皮，肉鸽开腹，去内脏，洗净血水，入沸水中焯过。火腿切片。炖碗内放入净鸽、火腿、天麻、清汤、葱段、姜片，上笼蒸2小时，取出，拣去葱姜，加入精盐、味精调味即成。

功效：养血益肝，熄风止痉。适用于治疗偏正头痛及高血压所致头晕目眩、肢体麻木。

（2）天麻炖猪脑

材料：天麻 15g，猪脑 1 个

制作方法：天麻洗净、切片，猪脑洗净。将猪脑、天麻片放入搪瓷盆内隔水炖熟。

功效：祛风开窍，通血脉，镇静，滋补。适宜于肝虚型高血压、动脉硬化、美尼尔氏综合征、神衰、头晕眼花及脑血管意外所致半身不遂等病症。

（3）天麻炖鸡

材料：天麻片 10g，老母鸡 1 只，生姜 3 片

制作方法：天麻洗净，生姜洗净切丝，老母鸡杀后去毛及内脏，填天麻片和姜丝于鸡腹中，放入炖锅，加清水适量，武火煮沸，再改用文火炖至鸡熟烂即可。分数次饮汤吃鸡肉。可每周 1 料，连用 3 料。

功效：补血和血，熄风止晕。

（4）天麻菊花饮

材料：天麻 15g，菊花 10g，鲜芦根 30g，冬瓜皮 30g，白糖适量。

制作方法：上药加水煎汤，煎好后，再加入适量的白糖即可。

功效：通利耳窍，平肝熄风。

（5）天麻炖鹌鹑

材料：天麻 15g，鹌鹑 1 只，油、盐、味精适量。

制作方法：鹌鹑去毛杂及内脏，把天麻切片后放入鹌鹑的腹内。将鹌鹑放入锅中，然后在锅内加入适量的油、盐、清水共煮汤。汤煮好后，去除天麻，并加入适量的味精即可。

功效：补气养血，益髓祛风。

二、养生名方

（一）补气类

1. 四君子汤

【处方来源】《太平惠民和剂局方》

【组方药物】人参 10g，白术、茯苓各 9g，炙甘草 6g。或各等份。

【制剂用法】上药 4 味，为粗末。每服 15～21g，用水 150 毫升，煎至 100 毫升，去滓，食远温服。

【主要功效】益气健脾。

【适应病症】脾胃气虚，面色萎白，语气低微，四肢无力，食少便溏，舌质淡，脉细微。

【方义分析】本方主治脾胃气虚证，饮食劳倦损伤脾胃，则导致气血生化之源不足。方中以人参为君，甘温大补元气，健脾养胃；以白术为臣，苦温健脾燥湿；佐以茯苓，甘淡渗湿健脾，苓术合用，健脾除湿之功更强，促其运化；使以炙甘草，甘温调和。全方诸药合用，共奏益气健脾之功。

【速记口诀】四君子汤中和义，参术茯苓甘草比。

益以夏陈名六君，健脾化痰又理气。

除却半夏名异功，或加香砂气滞使。

2. 补中益气汤

【处方来源】《脾胃论》

【组方药物】黄芪、甘草（炙）各 1.5g，人参 0.9g，当归身 0.6g（酒焙干或晒干），橘皮 0.6～0.9g（不去白），升麻 0.6～0.9g，柴胡 0.6～0.9g，白术 0.9g。

【制剂用法】上药 8 味，为粗末，都作 1 服。加水 300 毫升，煎至 150 毫升，去滓，空腹时稍热服。

【主要功效】补中益气，升阳举陷。

【适应病证】脾胃气虚，少气懒言，四肢无力，困倦少食，饮食乏味，不耐劳累，动则气短；或气虚发热，气高而喘，身热而烦，渴喜热饮，其脉洪大，按之无力，皮肤不任风寒，而生寒热头痛；或气虚下陷，久泻脱肛。适用于子宫下垂、胃下垂或其他内脏下垂，以及虚人感冒、慢性肝炎等。

【方义分析】此为李东垣经验方，也是临床常用方。方中黄芪补中益气、升阳固表为主；人参、白术、甘草甘温益气，补益脾胃为辅；陈皮调理气机，当归补血和营为佐；升麻、柴胡协同参、芪举清阳为使。综合全方，一则补气健脾，使后天生化有源，脾胃气虚者诸证自可痊愈；一则升提中焦，恢复中焦升降之功能，使下脱、下垂之证自复其位。总之，本方机理，合乎《内经》所谓"虚者补之""劳者温之""陷者升之"之义。

【速记口诀】补中参草术归陈，芪得升柴用更神。

　　　　　　劳倦内伤功独擅，气虚下陷亦堪珍。

3. 保元汤

【处方来源】《博爱心鉴》

【组方药物】人参 3g，黄芪 9g，甘草 3g，肉桂 1.5~2g。

【制剂用法】上药 4 味，用水 300 毫升，加生姜 1 片，煎至 150 毫升，不拘时服。

【主要功效】温补元气。

【适应病证】痘疮气虚顶陷；虚损劳怯，元气不足，倦怠乏力，少气畏寒。现代常用于治疗冠心病、心肌梗死、再生障碍性贫血、慢性肾功能衰竭等属阳气虚弱者。

【方义分析】本方为补气温阳之剂。方中黄芪益气托毒；人参大补元气；肉桂温壮肾阳，鼓舞气血；甘草补气和中，调和诸药。

痘疮顶陷者服之，可收扶正托毒之功，虚损劳怯者用之，能奏温壮元气之效。

【速记口诀】保元汤方性甘温，桂草参芪四味存。

虚损劳却幼科痘，阳虚气弱力能振。

4. 人参健脾丸

【处方来源】《证治准绳》

【组方药物】人参 25g，白术（麸炒）150g，茯苓 50g，山药 100g，陈皮 50g，木香 12.5g，砂仁 25g，黄芪（蜜炙）100g，当归 50g，酸枣仁（炒）50g，远志（制）25g。

【制剂用法】口服，一次 2 丸，一日 2 次

【主要功效】健脾益气，和胃止泻。

【适应病证】脾胃虚弱所致饮食不化、脘闷嘈杂、恶心呕吐、腹痛便溏、不思饮食、体弱倦怠。

【方义分析】方中人参、茯苓、白术、黄芪益气健脾；山药、陈皮、砂仁健脾和胃；木香理气健脾，调理中焦气机；酸枣仁、远志安神定志；当归活血养血。诸药共奏健脾益气，和胃止泻之功。

【速记口诀】人参健脾术苓陈，山药归芪气血补。

香砂远志酸枣仁，消补兼施用之神。

（二）补血类

1. 四物汤

【处方来源】《仙授理伤续断秘方》

【组方药物】白芍药、川当归、熟地黄、川芎各等份。

【制剂用法】上药 4 味，为末。每服 9g，用水 220 毫升，煎至 150 毫升，空腹时热服。

【主要功效】补血和血，调经。

【适应病证】冲任虚损，月经不调，脐腹㽲痛，崩中漏下，血

瘕块硬，时发疼痛；妊娠将理失宜，胎动不安，腹痛血下；产后恶露不下，结生瘕聚，少腹坚痛，时作寒热；跌打损伤，腹内积有瘀血。

【方义分析】此为临床常用名方，是治疗营血亏虚，血行不畅的常用方剂。方中当归补血养肝，和血调经为主；熟地黄滋阴补血为辅；白芍药养血柔肝和营为佐；川芎活血行气，畅通气血为使。四味合用，补而不滞，滋而不腻，养血活血，可使营血调和。故对血虚、血滞诸证皆可应用。

【速记口诀】四物归地芍川芎，营血虚滞此方宗。

妇女经病凭加减，临证之时可变通。

2. 当归补血汤

【处方来源】《内外伤辨》

【组方药物】黄芪30g，当归6g（酒洗）。

【制剂用法】上药取饮片，用水300毫升，煎至150毫升，去滓，空腹时温服。

【主要功效】补气生血。

【适应病证】劳伤血虚，产后血脱，疮疡溃后脓血过多，外伤大出血等，阴血亏虚，发热烦躁，口渴引饮，目赤面红，脉洪大而虚，重按无力者。现用于各种贫血、过敏性紫癜等血液病属血虚气弱者。

【方义分析】此为补血名方。方名补血，为何重用黄芪益气，因血不自生，而生于气，故方中重用黄芪大补脾肺之气，以资生血之源，配以当归养血和营，则阳生阴长，气旺血生，虚热自退。

【速记口诀】当归补血君黄芪，甘温除热法称奇。

黄芪一两归二钱，阳生阴长法可依。

3. 归脾汤

【处方来源】《正体类要》

【组方药物】白术、当归、白茯苓、黄芪（炙）、龙眼肉、远志、酸枣仁（炒）各3g，木香1.5g，甘草0.9g，人参3g。

【制剂用法】上药加生姜、大枣，水煎服。

【主要功效】健脾养心，益气补血。

【适应病证】心脾两虚，气血不足，心悸健忘，失眠多梦，发热，体倦食少，面色微黄，舌质淡，苔薄白，脉细弱，以及脾不统血所致便血，妇女月经超前，量多色淡，或淋漓不止者。现用于心脏病、神经衰弱、贫血、功能性子宫出血、血小板减少性紫癜等属心脾气血两虚者。

【方义分析】此为临床常用方，是在严氏《济生方》归脾汤的基础上加当归、远志而成，主治心脾气血两虚之证。故方中以参、芪、术、甘草甘温补气健脾；当归、龙眼肉补血养心，酸枣仁、茯苓、远志宁心安神；更以木香理气醒脾，以防补益气血药腻滞碍胃。组合成方，心脾兼顾，气血双补，配伍甚佳。

【速记口诀】归脾汤用参术芪，归草茯神远志宜。

酸枣木香龙眼肉，并加姜枣益心脾。

4. 炙甘草汤

【处方来源】《伤寒论》

【组方药物】甘草12g（炙），生姜9g（切），人参6g，生地黄30g，桂枝9g（去皮），阿胶6g，麦门冬10g（去心），麻仁10g，大枣30枚（擘）。

【制剂用法】上药9味，以清酒10毫升，加水800毫升，先煮8味，取300毫升，去滓，内胶烊消尽，温服100毫升，1日3次。

【主要功效】益气养血，滋阴复脉。

【适应病证】气虚血弱，虚羸少气，心悸心慌，虚烦失眠，大便干结，舌质淡红少苔，脉结代；虚劳肺痿，久咳不止，涎唾甚多，咽燥而渴，痰中有血，心悸、心烦，少气，失眠，自汗盗汗，脉虚数。

【方义分析】此为仲景名方。方中重用炙甘草甘温益气，通经脉，利血气，缓急养心为主；人参、大枣益气补脾养心，生地、麦冬、麻仁、阿胶滋阴养血为辅；桂枝、生姜、清酒温阳通脉为佐。诸药合用，温而不燥，滋而不腻，共奏益气养血，滋阴复脉之功。故临床对心悸心慌，心律失常等有效。

【速记口诀】炙甘草汤参桂姜，麦地阿枣麻仁襄。

心中动悸脉结代，虚劳肺痿服之良。

（三）气血双补类

1. 八珍汤

【处方来源】《正体类要》

【组方药物】当归 10g，川芎 5g，白芍 8g，熟地黄 15g，人参 3g，白术 10g，白茯苓 8g，炙甘草 5g。

【制剂用法】上药 8 味，清水两盅，加生姜 3 片，大枣 2 枚，水煎食前服。

【主要功效】补益气血。

【适应病证】气血两虚，面色苍白或萎黄，头晕眼花，四肢倦怠，气短懒言，心悸怔忡，食欲减退，舌质淡，苔薄白，脉细虚。

【方义分析】方用参、术、苓、草补脾益气；归、芍、地滋养心肝，加川芎入血分而理气，则归、地补而不滞；加姜、枣助参、术入气分以调和脾胃。全剂配合，共收气血双补之功。

【速记口诀】八珍四君四物从，气血双补功独从。

再加黄芪与肉桂，十全大补效力宏。

人参养荣十全内，更添五味去川芎。

陈皮远志加姜枣，气血两虚用有功。

2. 人参鹿茸丸

【组方药物】人参、鹿茸（去毛，酥油制）、补骨脂（盐炒）、巴戟天（甘草水制）、当归、杜仲、牛膝、茯苓、菟丝子（盐炒）、黄芪（蜜炙）、龙眼肉、五味子（醋蒸）、黄柏、香附（醋制）、冬虫夏草。辅料为赋形剂蜂蜜。

【制剂用法】每丸重9g，口服。一次1丸，一日1~2次。

【主要功效】滋肾生精，益气，补血。用治肾精不足，气血两亏，目暗耳聋，腰腿酸软。

【适应病证】肾阳不足所致神疲，畏寒，眩晕，耳鸣耳聋，腰脊冷痛。

【速记口诀】参茸芪归菟丝苓，杜膝补骨巴戟天。

元肉五味柏香附，虫草生精益气血。

(四) 补阳类

1. 右归丸

【处方来源】《景岳全书》

【组方药物】大怀熟地250g，山药（炒）、枸杞子、山茱萸肉各120g，川牛膝90g（酒洗，蒸熟，精滑者不用），菟丝子（制）、鹿胶（敲碎，炒珠）、龟胶（切碎，炒珠）各120g。

【制剂用法】上药8味，先将熟地蒸烂杵膏，炼蜜为丸如梧桐子大。空腹时用温开水或淡盐汤送下100丸。

【主要功效】滋阴补肾，益精养血。

【适应病证】真阴肾水不足，不能滋养营卫，渐至衰弱，或虚热往来，自汗盗汗，或遗淋不禁，或眼花耳聋，或口燥舌干，或腰酸腿软。

【方义分析】此为景岳滋补肾阴的名方，系从《小儿药证直诀》地黄丸加减衍化而成。方中熟地、山药、山茱萸补益肝肾阴血；龟板胶、鹿角胶均为血肉有情之品，二味合用，峻补精血，调和阴阳；复配菟丝子、枸杞子、牛膝补肝肾，强腰细，健筋骨。合用具有滋阴补肾，益精养血之功。故可用于真阴不足，精血亏虚者。

【速记口诀】右归丸中地附桂，山药茱萸菟丝归。

杜仲鹿胶枸杞子，益火之源此方魁。

2. 金匮肾气丸

【处方来源】《金匮要略》

【组方药物】地黄 108g，山药 27g，山茱萸（酒炙）27g，茯苓 78g，牡丹皮 27g，泽泻 27g，桂枝 27g，附子（炙）4.5g，牛膝（去头）27g，车前子（盐炙）27g。

【制剂用法】以上十味，粉碎成细粉，过筛，混匀。每 100g 粉末加炼蜜 35~50g，与适量的水泛丸，干燥，制成水蜜丸；或加炼蜜 110~130g 制成大蜜丸，即得。口服，水蜜丸一次 4~5g（20~25 粒），大蜜丸一次 1 丸，一日 2 次。

【主要功效】温补肾阳，化气行水。

【适应病证】肾阳不足所致腰膝酸冷，肢体浮肿，小便不利或反多、频数，少腹拘急，阳痿，痰饮咳喘，消渴，脚气等病症。现用于治疗慢性肾炎及阳痿等，并具有降糖降脂和增强免疫力的功效。

【方义分析】本方是补肾阳代表方，中医认为肾中阳气为人体阳气之根，为生命之火，又称为少火，本方中补阳的主药附子、肉桂均取少量，而辅以六味地黄大队补阴药，一是取"少火生气"之意，以鼓舞肾气，而壮火则会食气；二是本着阴阳互根的原理，"孤阴不生，独阳不长"；"善补阳者必于阴中求阳，则阳得阴助，而生化无穷"；"火不可亢，亦不可衰"。

【速记口诀】金匮肾气补肾阳，山药桂附及地黄。

苓泽丹皮山茱萸，阴中求阳保安康。

（五）补阴类

1. 六味地黄丸

【处方来源】《小儿药证直诀》

【组方药物】 熟地黄 160g，山茱萸（制）80g，牡丹皮 60g，山药 80g，茯苓 60g，泽泻 60g。

【制剂用法】 以上六味，粉碎成细粉，过筛，混匀。每 100g 粉末加炼蜜 35~50g 与适量的水，泛丸，干燥，制成水蜜丸；或加炼蜜 80~110g 制成小蜜丸或大蜜丸，即得。口服。大蜜丸一次 1 丸，一日 2 次。

【主要功效】 滋阴补肾。

【适应病证】 肾阴亏损，头晕耳鸣，腰膝酸软，骨蒸潮热，盗汗遗精，消渴。

【方义分析】 此方为补肾名方。方中重用熟地黄，滋阴补肾，填精益髓，为君药。山萸肉补养肝肾，并能涩精；山药补益脾阴，亦能固精，共为臣药。三药相配，滋养肝脾肾，称为"三补"。但熟地黄的用量是山萸肉与山药两味之和，故以补肾阴为主，补其不足以治本。配伍泽泻利湿泄浊，并防熟地黄之滋腻恋邪；牡丹皮清泄相火，并制山萸肉之温涩；茯苓淡渗脾湿，并助山药之健运。三药为"三泻"，渗湿浊，清虚热，平其偏胜以治标，均为佐药。六味合用，三补三泻，其中补药用量重于"泻药"，是以补为主；肝脾肾三阴并补，以补肾阴为主，这是本方的配伍特点。

【速记口诀】 六味地黄益肝肾，山药丹泽萸苓掺。

更加知柏成八味，阴虚火旺可煎餐。

养阴明目加杞菊，滋阴都气五味研。

肺肾两条金水生，麦冬加入长寿丸。

再入磁柴可潜阳，耳鸣耳聋俱可安。

2. 左归丸

【处方来源】《景岳全书》

【组方药物】大怀熟地 250g，山药（炒）、枸杞子、山茱萸肉各 120g，川牛膝（酒洗，蒸熟，精滑者不用）90g，菟丝子（制）、鹿胶（敲碎，炒珠）、龟胶（切碎，炒珠）各 120g。

【制剂用法】上药 8 味，先将熟地蒸烂杵膏，炼蜜为丸如梧桐子大。空腹时用温开水或淡盐汤送下 100 丸。

【主要功效】滋阴补肾，益精养血。

【适应病证】真阴肾水不足，不能滋养营卫，渐至衰弱，或虚热往来，自汗盗汗，或遗淋不禁，或眼花耳聋，或口燥舌干，或腰酸腿软。

【方义分析】此为景岳滋补肾阴的名方，系从《小儿药证直诀》地黄丸加减衍化而成。方中熟地、山药、山茱萸补益肝肾阴血；龟板胶、鹿角胶均为血肉有情之品，二味合用，峻补精血，调和阴阳；复配菟丝子、枸杞子、牛膝补肝肾，强腰膝，健筋骨。合用具有滋阴补肾，益精养血之功。故可用于真阴不足，精血亏虚者。

【速记口诀】左归丸内山药地，萸肉枸杞与牛膝。

菟丝龟鹿二胶合，壮水之主方第一。

（六）滋养安神

1. 天王补心丹

【处方来源】《校注妇人良方》

【组方药物】人参、茯苓、玄参、丹参、桔梗、远志各 15g，当归（酒浸）、五味子、天门冬、麦门冬（去心）、柏子仁、酸枣仁（炒）各 30g，生地黄 120g。

【制剂用法】上药 13 味，为末，炼蜜为丸，如梧桐子大，用朱砂为衣。每服 20～30 丸，临卧时用竹叶汤服。

【主要功效】滋阴养血，补心安神。

【适应病证】心肾不交，阴亏血少，失眠、心悸、梦遗、健忘。现临床上亦用于神经衰弱、甲状腺功能亢进引起的眩晕不寐，心悸怔忡，舌红少苔，属阴亏血少者。

【方义分析】方中以生地黄滋阴清热，使心神不为虚火所扰，为主药；玄参、天门冬、麦门冬协助生地以加强滋阴清热之力，丹参、当归补血养心，使心血足而神自安，人参、茯苓益心气而安心神，柏子仁、远志宁心安神，更用五味子、酸枣仁之酸以敛心气的耗散，并能安神，以上诸药共为佐药；桔梗载药上行，朱砂为衣，亦取入心以安神，均为使药。诸药合用，共成滋阴安神之剂。

【速记口诀】天王补心柏枣仁，二冬生地归人参。

玄参桔梗茯朱砂，远志无味共用参。

2. 柏子养心丸

【处方来源】《中药成药学》

【组方药物】茯苓 200g，黄芪（蜜炙）、川芎、当归、半夏曲各 100g，朱砂 30g，柏子仁、党参、远志（制）、酸枣仁、肉桂、五味子（蒸）各 25g，甘草 10g（蜜炙）。

【制剂用法】上药 13 味，制成水蜜丸、小蜜丸或大蜜丸。大蜜丸每丸重 9g，内服。水蜜丸 1 次 6g，小蜜丸 1 次 9g。大蜜丸一次一丸，1 日 2 次。

【主要功效】温补气血，养心安神。

【适应病证】心气不足，气短畏寒，心悸易惊，失眠健忘。

【方义分析】本品为养心安神的常用方。方中柏子仁养心气，补心血，安心神；黄芪、党参补益心气；川芎、当归调补心血；肉桂振奋心阳，并助气血生长；远志、酸枣仁、五味子养心安神；朱砂重镇宁心；半夏曲和胃健脾，以助安神之效；甘草补养心气，兼可调和诸药。众药配合，具有温补气血，安神宁心之效。

【速记口诀】柏子养心用熟地，麦冬玄参归菖蒲。

甘草茯神枸杞子，养心发神补肾虚。

（七）涩肠固脱

真人养脏汤

【处方来源】《太平惠民和剂局方》

【组方药物】人参6g，当归（去芦）9g，白术12g，肉豆蔻（面裹煨）12g，肉桂（去粗皮）3g，炙甘草6g，白芍15g，木香（不见火）9g，诃子12g，罂粟壳（去蒂萼，蜜炙）20g。

【制剂用法】上为粗末，每服8g，水300毫升，煎至240毫升，去滓食前温服。

【主要功效】涩肠固脱，温补脾肾。

【适应病证】主治久泻久痢。症见泻痢无度，滑脱不禁，甚至脱肛坠下，脐腹疼痛，不思饮食，舌淡苔白，脉迟细。现代常加减运用治疗慢性结肠炎、慢性痢疾且日久不止有上述证候者。

【方义分析】本方中罂粟壳涩肠止泻；肉豆蔻、诃子暖脾温中，涩肠止泻；人参、白术益气健脾；当归、白芍养血和血；肉桂温补脾肾；木香理气醒脾；炙甘草调和诸药。诸药合用则可温补脾肾，以补脾为主，并涩肠固脱，使得脾气升而健运，肾阳充而暖脾，肠得涩而固，诸症自解。

【速记口诀】真人养脏木香诃，当归肉蔻与粟壳。

术芍桂参甘草共，脱肛久痢即安和。

（八）涩精止遗

金锁固精丸

【处方来源】《医方集锦》

【组方药物】沙苑蒺藜（炒）、芡实（蒸）、莲须各60g，龙骨

（酥炙）、牡蛎（盐水煮1日1夜，煅粉）30g。

【制剂用法】上药5味，用莲子粉糊为丸。每服10g，1日2次，淡盐汤下。

【主要功效】固肾涩精。

【适应病证】肾虚精关不固，遗精滑泄，腰酸耳鸣，四肢乏力，舌淡苔白，脉细弱。

【方义分析】此为临床常用固精药。方中蒺藜补肾益精，莲子交通心肾，牡蛎清热补水，芡实固肾补脾，合之莲须、龙骨，皆涩精秘气之品，以止滑脱。

【速记口诀】金锁固精芡实研，莲须龙牡沙菀填。

莲粉糊丸盐汤送，肾虚精滑此方先。

后　记

祖国医学这个伟大的宝库中论述中医养生的不乏其数，各家学说屡见不鲜。近几年来由于国家中医政策越来越好，全国各类讲"养生"者五花八门。我认为我们应该继承中医养生之道，创新人类健康之路。《中医养生精华》宣讲的就是中医的养生，是按照中国几千年的中医传统理论指导的养生。中医养生之道，认为人的生命中最重要的是精气神，是生命活动的根本，能科学调养人体的精气神就是很好的养生。

遵照《黄帝内经》的养生原则，我根据四十年行医经验和学习笔记、总结，参考国内外有关养生专家的论述，整理近二十年参加国内外学术团体交流的养生文章，编撰了《中医养生精华》一书，目的是宣传和推广中医养生，为人民之健康做出微薄的贡献。

历代名医养生践行一是根据 1992 年在宋书功教授指导下，众人合编的《古今名人长寿要妙》，摘录数名大医作为楷模；二是作者以曾熟识的现代大国医路志正、朱良春等为榜样，合而作为众人学习的重要资料；三是我自己学习诸大医养生实践的体会。房事养生、睡眠养生、情志养生，本意在于诚望人们能按中医的基础理论和临床经验去认识这些养生的常识，提高房事生活质量，保证安神夜寐，调控七情合和，以利于健康长寿。

关于食疗的讲座是基于西北地区饮食养生的经验，按照我的父辈食疗的特点，结合古今对"吃"的研究，大篇幅地详细讲解，希望能够对广大群众有所帮助。

关于运动养生，我自幼喜欢篮球运动，特别爱走路，身高 1.88

米与此有关。"文化大革命"中，红卫兵串联步行长征，我和同学们一行5人，从新疆石河子经甘肃，历时64天行程6400里，对身体和意志的锻炼特别有帮助。10年前为了养老，开始恢复每天走路5~10千米，保证了生命在健康的状态中延续。

我自幼喜欢听音乐，十几年的步行大多在音乐陪伴中度过。我十分欣赏名人字画，虽然收藏得不多，但已成为生活中的一部分。希望大家能通过欣赏愉悦的音乐和赏心悦目的字画而健康生活。

药物养生也是十分重要的，发达国家对医疗保健十分重视。我国改革开放后，党和政府十分关心人民的医疗保健。用优秀的药品治疗疾病是促进人们恢复健康最直接的途径。中药养生之道也被全世界人民重视，我选录了部分名方名药以供爱好中医养生者参考应用，以利健康。

以上十讲，有的是本人曾经的讲稿，有的是在一些学术会议上的发言稿，有的是与他人合编著作的章节。为使读者能够方便参考，以十讲形式编撰。

刘 珀

2016年1月18日于寒舍书房